最新改訂版 計算いらず

糖尿病の
おいしいレシピ

監修〉順天堂大学名誉教授 **河盛隆造**

料理〉管理栄養士・料理研究家 **牧野直子**

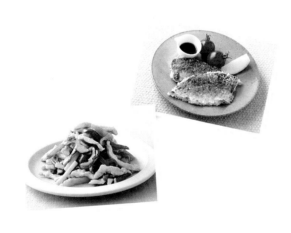

JN050228

Gakken

はじめに

糖尿病は「血糖値が高い」病気です。血糖値とは血管内のブドウ糖レベルのことです。だからといって、ブドウ糖を悪者にしないでください。全身の細胞がブドウ糖をエネルギーとして活用しているのです。その量は実に1日300〜700gにもなります。血糖値が高いということは、ブドウ糖が細胞内でうまく利用されていないため、血管内にだぶついている状態を示しているのです。ということは、脳をはじめ、全身の臓器はエネルギー不足となり、機能低下に陥ることはありません。炭水化物は腸でゆっくり分解されブドウ糖になり、肝臓に流入しますが、すい臓から分泌されたインスリンがブドウ糖を肝臓に取り込ませるからです。肝臓を通り抜けたブドウ糖は全身血管内の血糖値を若干上げますが、そのブドウ糖はインスリンのはたらきにより、筋肉などにとり込まれ、血糖値は速やかに低下します。ところが、肥満や過食、身体活動低下などで肝臓や筋肉に脂肪が蓄積すると、インスリンの働きが低下し、食後の血糖値が高くなるばかりでなく、夜間もインスリンによるブレーキがかからなくなります。そのため肝臓がブドウ糖を放出し続け、筋肉はブドウ糖を取り込めないことから、朝食前の血糖値も顕著に高くなってしまいます。

この状態を解消するには、脂肪肝や脂肪筋、肥満を防ぎ、インスリンのはたらきをよくすることや、肝臓にブドウ糖をよりゆっくりと流入させて肝臓にブドウ糖を多くとり込ませることが望まれます。糖尿病の治療では、薬物療法が必要になることが多いのですが、その際でも食事療法を継続することが第一条件です。

糖尿病の食事療法の基本は、「おいしいものをちょうどよく食べること」です。本書で提案しているレシピはどれもエネルギー量は控えめですが、ごはんやお肉はもちろん、スイーツも楽しむことができるはずです。素材そのものの味やだしの風味を楽しむ「美食家」になって、食事を楽しみ、「いい状況」を維持していただきたく思います。

おいしく続けられる**4**つのポイント

糖尿病の食事療法では、エネルギーと塩分のとりすぎに注意が必要ですが、毎日続けていくためには、おいしく食べられることが大切です。本書のレシピは、無理なく、おいしく続けられるための工夫がいっぱいです。

適正エネルギー摂取量に応じて選べる! 2段階の分量を紹介

エネルギー量が多くなりがちな主菜やごはんもの、麺類などは、1日にとってよい適正エネルギー摂取量に合わせて、2段階から分量を選べるので、計算いらず。また、肉や魚を少なく感じさせる調理の工夫が満載です。

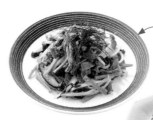

野菜&きのこ
たっぷりで
食べごたえあり!

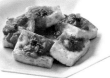

豆腐は水きりして、
食べられる量を
増やして!

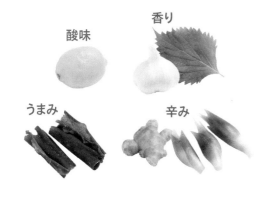

酸味

香り

うまみ

辛み

献立作りに悩んだら、おすすめ献立例をまねするだけ!

メニューの組み合わせに迷ったら、主菜や主食レシピのページで紹介している、おすすめ献立例を見れば、計算をいっさいせずに、バラエティー豊かな献立が完成します。「まねして安心の30献立」(P8)では、主要な30献立を紹介。また、巻末の「エネルギー量順索引」を使えば、エネルギーが高い主菜には、エネルギーが低い副菜を、というように、エネルギー量から献立を考えやすくなります。

うまみや酸味をきかせて減塩でも、もの足りなさゼロ

高血糖が続く原因のひとつは、食べすぎ・飲みすぎによる肥満。肥満は高血圧を引き起こします。肥満や高血圧を防ぐには、減塩が不可欠です。しかし、ただ塩分を減らしただけではもの足りなさを感じ、挫折してしまうこともあります。この本のレシピは、うまみや酸味、辛み、香りなどをきかせているため、塩分控えめでもおいしく食べられます。

減塩+低エネルギー副菜&デザートでエネルギーの調整もラクラク!

肥満を解消することが、糖尿病の改善には不可欠です。それには、できるだけ塩分が低く、低エネルギーの副菜やフルーツを使ったデザートを追加するのがおすすめです。本書では、塩分やエネルギーを抑えたおいしい副菜やおいしいデザートを紹介しています。

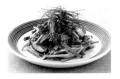
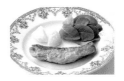

CONTENTS

はじめに ─── 2

おいしく続けられる 4つのポイント ─── 3

自分の適正エネルギー量に合わせて選べる！
まねして安心の30献立 ─── 8

押さえておきたい　食事の基本

① 糖尿病の食事療法3か条 〜糖尿病は美食で改善〜 ─── 14

② 1日に何をどれだけ食べられる？ ─── 16

③ 血糖値を上げない食べ方をする ─── 20

本書の見方＆使い方 ─── 18

計算いらずでもう悩まない！
毎日の食事がこの1冊でおいしく簡単に ─── 18

PART 1

主菜レシピ

【定番の10品】

牛すき煮 ─── 22

ハンバーグ ─── 23

さけのムニエル ─── 24

ぶりの照り焼き ─── 25

豚カツ ─── 26

豚肉のしょうが焼き ─── 27

かに玉 ─── 28

さばのみそ煮 ─── 29

麻婆豆腐 ─── 30

チャンプルー ─── 31

【肉】

プルコギ ─── 32

牛肉のトマト煮 ─── 33

なすの牛肉巻き ─── 34

牛肉とごぼうのしぐれ煮 ─── 35

ミートローフ ─── 36

回鍋肉 ─── 37

オクラの豚肉巻き ─── 38

豚肉のマリネ焼き ─── 39

豚肉と水菜のからしあえ ─── 40

皮なしシュウマイ ─── 41

しいたけの鶏ひき肉詰め ─── 42

鶏肉の湯引き ─── 43

鶏肉のピカタ ─── 44

鶏ささみのチンジャオロース ─── 45

チキンソテー ─── 46

鶏肉ともやしの蒸し煮 ─── 47

【魚介】

あじフライ ─── 48

あじの薬味マリネ ─── 49

ぶりのゆずこしょう焼き ─── 50

さばの焼き南蛮 ─── 51

さけとキムチの煮物 ─── 52

さけときのこのホイル焼き ─── 53

えびとエリンギのチリソース ─── 54

いかとかぶの煮物 ─── 55

たらとあさりの中華蒸し ─── 56

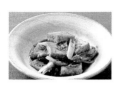
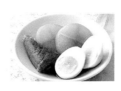
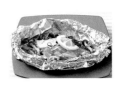

さわらのヨーグルトみそ漬け焼き　57
かじきのナポリタン炒め　58
たいとわかめの蒸し煮　59
いわしの塩焼き　なめこおろしぞえ　60
さんまのカレー風味照り焼き　61

【卵】
スパニッシュオムレツ　62
おでん　63
目玉焼きの甘辛焼き　64
卵ともやし、トマトの炒め物　65
巣ごもり卵　66
野菜入り卵焼き　67

【大豆製品】
豆腐のかば焼き　68
いり豆腐　69
豆腐のムニエル　70
大豆とれんこんのつくね　71
大豆のトマト煮　72
油揚げの納豆詰め　73
厚揚げのステーキ　74
厚揚げの和風カレー煮　75
湯豆腐　76

PART2 副菜レシピ

血糖値に効果あり!!
食物繊維たっぷり食材をとり入れる!

ごぼう／ブロッコリー／オクラ／モロヘイヤ／青菜（ほうれん草、チンゲン菜、小松菜、春菊　など）／乾物（切り干し大根、ひじき　など）／豆（ひよこ豆、いんげん豆　など）／海藻（わかめ、ひじき、昆布　など）／きのこ（しいたけ、えのきたけ、エリンギ、しめじ　など）／れんこん／こんにゃく／さといも・長いも　78

【ごぼう】
ごぼうのごま酢あえ／ごぼうとセロリの塩きんぴら　84
ごぼうとひじきのサラダ／ごぼうのピリ辛炒め　85

【ブロッコリー】
ブロッコリーのおかかあえ／
ブロッコリーともやしのスープ煮　86
ブロッコリーの塩昆布あえ／
ブロッコリーとサラダ菜のサラダ　87

【オクラ】
オクラのねぎ塩炒め／オクラのザーサイあえ　88
オクラのなめたけあえ／オクラとみょうがのピクルス　89

【モロヘイヤ】
モロヘイヤのめかぶあえ／モロヘイヤのカレー煮　90
モロヘイヤの白あえ／モロヘイヤとえのきの煮浸し　91

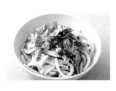
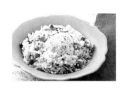
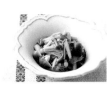

【青菜】

チンゲン菜とあさりの中華蒸し／
小松菜とあさりの中華蒸し／
小松菜と大根のオイスターソース炒め
春菊と大根のサラダ／ほうれん草の塩昆布あえ ── 93 92

【乾物】
切り干し大根のコールスロー／
切り干し大根とひじきのすし酢あえ
切り干し大根ときゅうりのキムチあえ／ ── 94
切り干し大根とパプリカのソース炒め ── 95

【豆】
ミックスビーンズのカレーマリネ／
いんげん豆のベーコン炒め
いんげん豆としいたけのピクルス／ ── 96
ひよこ豆とパプリカ、セロリのサラダ ── 97

【海藻】
わかめのナムル／ひじきとおかひじきのからしあえ
ひじきとトマトのサラダ／刻み昆布の酢じょうゆ煮 ── 98

【きのこ】
えのきの梅肉あえ／きのこのガーリック蒸し ── 99
自家製なめたけ／焼きエリンギのおろしあえ ── 100

【れんこん】
れんこんなます／れんこんの洋風きんぴら ── 101
れんこんのからしあえ／ ── 102
れんこんとパプリカのマヨごまサラダ ── 103

【こんにゃく】
こんにゃくのペペロンチーノ／しらたきのチャプチェ ── 104
こんにゃくの梅煮／しらたきの春雨サラダ風 ── 105 104

わかめのナムル 97
ひよこ豆とパプリカ、セロリのサラダ 97

PART 3 ごはんもの・麺・パンレシピ

焼き肉野菜丼 110
ねぎたっぷり焼き鳥丼 111
海鮮丼 112
ほたてのあんかけごはん 113
きのことほうれん草のリゾット風 114
豆腐キムチ丼 114
きのこ卵とじうどん 115
カリフラワーのドライカレー 116
鶏南蛮そば 117
納豆おろしうどん 118
きのこ卵とじうどん 119
切り干し大根入りソース焼きそば 120
豆乳ちゃんぽん 121
ブロッコリーとツナのペンネ 122
アスパラとたらこのスパゲティ 123
カポナータと鶏肉のスパゲティ 124
ボンゴレビアンコ 125
豆乳カルボナーラ 126
さばドッグ 127

【さといも・長いも】
さといもの塩昆布あえ／さといもの和風ポテサラ
長いものりわさびあえ／長いもの煮浸し ── 107 106

column1 "見える塩分"を減らす
調味料のかしこい使い方 ── 108

105 104 103 102 101 100 99 98 97 96 95 94 93 92

127 126 125 124 123 122 121 120 119 118 117 116 115 114 113 112 111 110   108   107 106

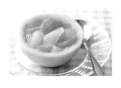
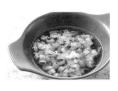
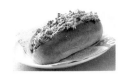

H・L・Tサンド ──── 130
キャベツとコンビーフのオープンサンド ──── 129
パンサラダ ──── 128

PART 4

汁もの レシピ

キャベツと玉ねぎのみそ汁／トマトとみょうがのみそ汁
なめことオクラのみそ汁／ ──── 132
かぶとかぶの葉、油揚げのみそ汁 ──── 133
かぼちゃとわかめのみそ汁／白菜としめじのすまし汁 ──── 134
三つ葉とえのきのすまし汁／ ──── 135
ほうれん草としいたけのすまし汁 ──── 135
きくらげととうがんの中華スープ／ ──── 136
チンゲン菜とザーサイの中華スープ ──── 136
たけのことキムチの韓国風スープ／ ──── 137
きゅうりとわかめの韓国風スープ ──── 137
レタスとトマトのコンソメスープ／ ──── 138
にんじんのカレー風味スープ ──── 138
長ねぎのオニオングラタン風スープ／ ──── 139
トマトジュースのガスパチョ風 ──── 139
column2 血糖値改善に役立つ外食のポイント ──── 140

PART 5

デザート レシピ

マンゴープリン風ゼリー／キウイヨーグルトジェラート ──── 142
りんごのレンジコンポート／具だくさんゼリー ──── 143
豆乳きな粉もち／黒蜜寒天 ──── 144
麩のラスク／ロッククッキー ──── 145
しょうが紅茶ゼリー／スイートポテトリュフ ──── 146

PART 6

糖尿病を知ろう

糖尿病ってどんな病気？ ──── 148
血糖値がどれくらいだと心配？ ──── 150
食事以外の生活改善も大切 ──── 152

エネルギー量順索引 ──── 156
食材別索引 ──── 159

まねして安心の30献立

本書のレシピを組み合わせた、おすすめの献立例を紹介します。
毎日の夕食のほか、朝食や昼食に取り入れてもOKです。

献立のポイント

エネルギー量は体格に合わせて設定する

1日の適正エネルギー摂取量は、自分の身長から割り出すことができます（P14参照）。本書では1日の適正エネルギー量は1200〜1500kcalと1600〜1800kcalを想定し、1食あたりのエネルギー量をそれぞれ500kcal前後、600kcal前後に設定しています。

塩分は1献立2g前後に

血糖値が高いと、エネルギー摂取量を適正にするとともに、1日の塩分摂取の目標を6g未満にするように医師や栄養士から指導があります。本書も1献立の塩分は2g前後に設定しています。もの足りなく感じることがないよう、うまみやコクをきかせたレシピになっています。

このページの見方

主菜

ハンバーグ（P23）

| 1日1200〜1500kcalの人 | 207kcal |
| 1日1600〜1800kcalの人 | 240kcal |

主菜やごはんもの、麺類などのエネルギー量は2段階

高エネルギーになりがちな主菜やごはんものなどは、1日の適正エネルギーが1200〜1500kcalの人の場合、1600〜1800kcalの人の場合の2段階に分けて表示をしています。

主食

| 1日1200〜1500kcalの人 | 1日1600〜1800kcalの人 |
| ごはん 120g 188kcal | ごはん 150g 234kcal |

主食は1日にとれる適正エネルギー摂取量に応じて選ぶ

主食のごはんは、1日の適正エネルギ 摂取量が1200〜1500kcalなら120g、1日の適正エネルギー摂取量が1600〜1800kcalなら150gを基本にしています。

献立2

主菜
えびとエリンギのチリソース（P54）

副菜
ごぼうとセロリの塩きんぴら（P84）

47kcal

汁もの
チンゲン菜とザーサイの中華スープ（P136）

4kcal

| 1日1200〜1500kcalの人 | 121kcal |
| 1日1600〜1800kcalの人 | 190kcal |

主食
| 1日1200〜1500kcalの人 | 1日1600〜1800kcalの人 |
| ごはん 120g 188kcal | ごはん 150g 234kcal |

◉この献立の栄養価

1日1200〜1500kcalの人		1日1600〜1800kcalの人	
エネルギー	360kcal	エネルギー	475kcal
塩分	1.8g	塩分	2.0g
炭水化物	61.2g	炭水化物	74.5g
食物繊維	7.0g	食物繊維	8.0g

献立1

主菜
ハンバーグ（P23）

副菜
オクラとみょうがのピクルス（P89）
8kcal

汁もの
レタスとトマトのコンソメスープ（P138）
11kcal

| 1日1200〜1500kcalの人 | 207kcal |
| 1日1600〜1800kcalの人 | 240kcal |

主食
| 1日1200〜1500kcalの人 | 1日1600〜1800kcalの人 |
| ごはん 120g 188kcal | ごはん 150g 234kcal |

◉この献立の栄養価

1日1200〜1500kcalの人		1日1600〜1800kcalの人	
エネルギー	414kcal	エネルギー	493kcal
塩分	1.8g	塩分	1.8g
炭水化物	53.5g	炭水化物	64.6g
食物繊維	3.9g	食物繊維	4.4g

献立4

主菜
厚揚げのステーキ
(P74)

副菜
切り干し大根の
コールスロー（P94）

24kcal

汁もの
にんじんのカレー
風味スープ（P138）

17kcal

| 1日1200〜1500kcalの人 | 158kcal |
| 1日1600〜1800kcalの人 | 202kcal |

主食
1日1200〜1500kcalの人
ごはん 120g
188kcal

1日1600〜1800kcalの人
ごはん 150g
234kcal

◎この献立の栄養価

1日1200〜1500kcalの人		1日1600〜1800kcalの人	
エネルギー	387kcal	エネルギー	477kcal
塩分	1.4g	塩分	1.8g
炭水化物	57.7g	炭水化物	70.8g
食物繊維	5.9g	食物繊維	7.1g

献立3

主菜
スパニッシュオムレツ
(P62)

副菜
ごぼうとひじきの
サラダ（P85）

50kcal

汁もの
トマトジュースの
ガスパチョ風（P139）

42kcal

| 1日1200〜1500kcalの人 | 123kcal |
| 1日1600〜1800kcalの人 | 163kcal |

主食
1日1200〜1500kcalの人
ごはん 120g
188kcal

1日1600〜1800kcalの人
ごはん 150g
234kcal

◎この献立の栄養価

1日1200〜1500kcalの人		1日1600〜1800kcalの人	
エネルギー	403kcal	エネルギー	489kcal
塩分	1.7g	塩分	1.9g
炭水化物	61.7g	炭水化物	73.8g
食物繊維	8.5g	食物繊維	9.5g

献立6

主菜
プルコギ （P32）

副菜
れんこんなます
（P102）
37kcal

汁もの
たけのことキムチの
韓国風スープ（P137）
11kcal

| 1日1200〜1500kcalの人 | 189kcal |
| 1日1600〜1800kcalの人 | 228kcal |

主食
1日1200〜1500kcalの人
ごはん 120g
188kcal

1日1600〜1800kcalの人
ごはん 150g
234kcal

◎この献立の栄養価

1日1200〜1500kcalの人		1日1600〜1800kcalの人	
エネルギー	425kcal	エネルギー	510kcal
塩分	2.0g	塩分	2.0g
炭水化物	61.1g	炭水化物	72.3g
食物繊維	6.3g	食物繊維	6.8g

献立5

主菜
豆腐キムチ丼 （P114）

副菜
しらたきの春雨サラダ風（P105）

47kcal

汁もの
きくらげととうがんの中華スープ
（P136）

13kcal

| 1日1200〜1500kcalの人 | 322kcal |
| 1日1600〜1800kcalの人 | 432kcal |

◎この献立の栄養価

1日1200〜1500kcalの人		1日1600〜1800kcalの人	
エネルギー	382kcal	エネルギー	492kcal
塩分	1.9g	塩分	1.9g
炭水化物	63.9g	炭水化物	83.0g
食物繊維	6.3g	食物繊維	7.3g

献立8

主菜
牛すき煮 （P22）

副菜
ブロッコリーの
塩昆布あえ（P87）
45kcal

汁もの
ほうれん草といいたけ
のすまし汁（P135）
10kcal

| 1日1200〜1500kcalの人 | 196kcal |
| 1日1600〜1800kcalの人 | 235kcal |

主食
1日1200〜1500kcalの人
ごはん 120g
188kcal

1日1600〜1800kcalの人
ごはん 150g
234kcal

◎この献立の栄養価

1日1200〜1500kcalの人		1日1600〜1800kcalの人	
エネルギー	439kcal	エネルギー	524kcal
塩分	1.9g	塩分	1.9g
炭水化物	60.3g	炭水化物	71.5g
食物繊維	9.1g	食物繊維	9.6g

献立7

主菜
あじフライ （P48）

副菜
小松菜のオイスター
ソース炒め（P92）
32kcal

汁もの
キャベツと玉ねぎ
のみそ汁（P132）
16kcal

| 1日1200〜1500kcalの人 | 204kcal |
| 1日1600〜1800kcalの人 | 243kcal |

主食
1日1200〜1500kcalの人
ごはん 120g
188kcal

1日1600〜1800kcalの人
ごはん 150g
234kcal

◎この献立の栄養価

1日1200〜1500kcalの人		1日1600〜1800kcalの人	
エネルギー	440kcal	エネルギー	525kcal
塩分	2.0g	塩分	2.1g
炭水化物	64.9g	炭水化物	76.1g
食物繊維	4.8g	食物繊維	5.3g

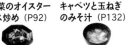

献立10

主菜	副菜	汁もの

豚肉のマリネ焼き (P39)

ブロッコリーとサラダ菜のサラダ（P87）

42kcal

にんじんのカレー風味スープ（P138）

17kcal

1日1200～1500kcalの人	176kcal
1日1600～1800kcalの人	199kcal

主食

1日1200～1500kcalの人	1日1600～1800kcalの人
ごはん 120g 188kcal	ごはん 150g 234kcal

◉この献立の栄養価

1日1200～1500kcalの人		1日1600～1800kcalの人	
エネルギー	423kcal	エネルギー	492kcal
塩分	1.9g	塩分	1.9g
炭水化物	63.2g	炭水化物	74.4g
食物繊維	7.8g	食物繊維	8.3g

献立9

主菜	副菜	汁もの

大豆とれんこんのつくね（P71）

ごぼうのピリ辛炒め（P85）

54kcal

ほうれん草としいたけのすまし汁（P135）

10kcal

1日1200～1500kcalの人	135kcal
1日1600～1800kcalの人	201kcal

主食

1日1200～1500kcalの人	1日1600～1800kcalの人
ごはん 120g 188kcal	ごはん 150g 234kcal

◉この献立の栄養価

1日1200～1500kcalの人		1日1600～1800kcalの人	
エネルギー	387kcal	エネルギー	499kcal
塩分	2.0g	塩分	2.2g
炭水化物	72.9g	炭水化物	92.2g
食物繊維	11.1g	食物繊維	14.1g

献立12

主菜	副菜	汁もの

鶏ささみのチンジャオロースー（P42）

しらたきの春雨サラダ風（P105）

47kcal

きゅうりとわかめの韓国風スープ（P137）

11kcal

1日1200～1500kcalの人	170kcal
1日1600～1800kcalの人	192kcal

主食

1日1200～1500kcalの人	1日1600～1800kcalの人
ごはん 120g 188kcal	ごはん 150g 234kcal

◉この献立の栄養価

1日1200～1500kcalの人		1日1600～1800kcalの人	
エネルギー	416kcal	エネルギー	484kcal
塩分	1.9g	塩分	1.9g
炭水化物	60.2g	炭水化物	71.3g
食物繊維	7.2g	食物繊維	7.7g

献立11

主菜	副菜	汁もの

さばのみそ煮（P29）

ひじきとおかひじきのからしあえ（P98）

22kcal

三つ葉とえのきのすまし汁（P135）

8kcal

1日1200～1500kcalの人	177kcal
1日1600～1800kcalの人	219kcal

主食

1日1200～1500kcalの人	1日1600～1800kcalの人
ごはん 120g 188kcal	ごはん 150g 234kcal

◉この献立の栄養価

1日1200～1500kcalの人		1日1600～1800kcalの人	
エネルギー	395kcal	エネルギー	483kcal
塩分	1.9g	塩分	1.9g
炭水化物	57.4g	炭水化物	68.6g
食物繊維	5.2g	食物繊維	5.7g

献立14

主菜	副菜	汁もの

かに玉（P28）

わかめのナムル（P98）

16kcal

白菜としめじのすまし汁（P134）

8kcal

1日1200～1500kcalの人	212kcal
1日1600～1800kcalの人	250kcal

主食

1日1200～1500kcalの人	1日1600～1800kcalの人
ごはん 120g 188kcal	ごはん 150g 234kcal

◉この献立の栄養価

1日1200～1500kcalの人		1日1600～1800kcalの人	
エネルギー	424kcal	エネルギー	508kcal
塩分	1.9g	塩分	1.9g
炭水化物	53.1g	炭水化物	64.3g
食物繊維	5.0g	食物繊維	5.5g

献立13

主菜	副菜	汁もの

なすの牛肉巻き（P34）

長いもの煮浸し（P107）

37kcal

かぶとかぶの葉、油揚げのみそ汁（P133）

34kcal

1日1200～1500kcalの人	167kcal
1日1600～1800kcalの人	196kcal

主食

1日1200～1500kcalの人	1日1600～1800kcalの人
ごはん 120g 188kcal	ごはん 150g 234kcal

◉この献立の栄養価

1日1200～1500kcalの人		1日1600～1800kcalの人	
エネルギー	426kcal	エネルギー	501kcal
塩分	1.9g	塩分	2.0g
炭水化物	63.8g	炭水化物	75.0g
食物繊維	4.9g	食物繊維	5.4g

献立16

主菜
ぶりの照り焼き (P25)

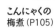

副菜
こんにゃくの梅煮 (P105)

9kcal

汁もの
キャベツと玉ねぎのみそ汁 (P132)

16kcal

| 1日1200〜1500kcalの人 | 197kcal |
| 1日1600〜1800kcalの人 | 242kcal |

主食
| 1日1200〜1500kcalの人 | 1日1600〜1800kcalの人 |
| ごはん 120g 188kcal | ごはん 150g 234kcal |

◉この献立の栄養価

1日1200〜1500kcalの人		1日1600〜1800kcalの人	
エネルギー	410kcal	エネルギー	501kcal
塩分	1.6g	塩分	1.6g
炭水化物	55.3g	炭水化物	66.7g
食物繊維	3.7g	食物繊維	4.2g

献立15

主菜
海鮮丼 (P112)

副菜
モロヘイヤのめかぶあえ (P90)

13kcal

汁もの
三つ葉とえのきのすまし汁 (P135)

8kcal

| 1日1200〜1500kcalの人 | 385kcal |
| 1日1600〜1800kcalの人 | 488kcal |

◉この献立の栄養価

1日1200〜1500kcalの人		1日1600〜1800kcalの人	
エネルギー	406kcal	エネルギー	509kcal
塩分	1.9g	塩分	1.9g
炭水化物	60.9g	炭水化物	79.5g
食物繊維	5.2g	食物繊維	5.9g

献立18

主菜
さばの焼き南蛮 (P51)

副菜
さといもの塩昆布あえ (P106)

28kcal

汁もの
きゅうりとわかめの韓国風スープ (P137)

11kcal

| 1日1200〜1500kcalの人 | 180kcal |
| 1日1600〜1800kcalの人 | 231kcal |

主食
| 1日1200〜1500kcalの人 | 1日1600〜1800kcalの人 |
| ごはん 120g 188kcal | ごはん 150g 234kcal |

◉この献立の栄養価

1日1200〜1500kcalの人		1日1600〜1800kcalの人	
エネルギー	407kcal	エネルギー	504kcal
塩分	1.6g	塩分	1.9g
炭水化物	60.1g	炭水化物	73.1g
食物繊維	4.9g	食物繊維	5.6g

献立17

主菜
オクラの豚肉巻き (P38)

副菜
焼きエリンギのおろしあえ (P101)

30kcal

汁もの
トマトとみょうがのみそ汁 (P132)

25kcal

| 1日1200〜1500kcalの人 | 203kcal |
| 1日1600〜1800kcalの人 | 271kcal |

主食
| 1日1200〜1500kcalの人 | 1日1600〜1800kcalの人 |
| ごはん 120g 188kcal | ごはん 150g 234kcal |

◉この献立の栄養価

1日1200〜1500kcalの人		1日1600〜1800kcalの人	
エネルギー	446kcal	エネルギー	560kcal
塩分	1.9g	塩分	2.2g
炭水化物	60.6g	炭水化物	73.7g
食物繊維	7.5g	食物繊維	8.8g

献立20

主菜
野菜入り卵焼き (P67)

副菜
ミックスビーンズのカレーマリネ (P96)

46kcal

汁もの
キャベツと玉ねぎのみそ汁 (P132)

16kcal

| 1日1200〜1500kcalの人 | 144kcal |
| 1日1600〜1800kcalの人 | 202kcal |

主食
| 1日1200〜1500kcalの人 | 1日1600〜1800kcalの人 |
| ごはん 120g 188kcal | ごはん 150g 234kcal |

◉この献立の栄養価

1日1200〜1500kcalの人		1日1600〜1800kcalの人	
エネルギー	394kcal	エネルギー	498kcal
塩分	1.8g	塩分	1.9g
炭水化物	56.5g	炭水化物	68.6g
食物繊維	6.3g	食物繊維	7.4g

献立19

主菜
厚揚げの和風カレー煮 (P75)

副菜
ひよこ豆とパプリカ、セロリのサラダ (P97)

40kcal

汁もの
レタスとトマトのコンソメスープ (P138)

11kcal

| 1日1200〜1500kcalの人 | 178kcal |
| 1日1600〜1800kcalの人 | 214kcal |

主食
| 1日1200〜1500kcalの人 | 1日1600〜1800kcalの人 |
| ごはん 120g 188kcal | ごはん 150g 234kcal |

◉この献立の栄養価

1日1200〜1500kcalの人		1日1600〜1800kcalの人	
エネルギー	417kcal	エネルギー	499kcal
塩分	1.7g	塩分	1.8g
炭水化物	62.4g	炭水化物	73.8g
食物繊維	7.4g	食物繊維	8.1g

献立22

主菜	副菜	汁もの
チキンソテー (P46)	ひじきとトマトのサラダ (P99)	長ねぎのオニオングラタン風スープ (P139)
	44kcal	34kcal

| 1日1200～1500kcalの人 | 177kcal |
| 1日1600～1800kcalの人 | 223kcal |

主食
1日1200～1500kcalの人	1日1600～1800kcalの人
ごはん 120g 188kcal	ごはん 150g 234kcal

◎この献立の栄養価

1日1200～1500kcalの人		1日1600～1800kcalの人	
エネルギー	443kcal	エネルギー	535kcal
塩分	1.8g	塩分	1.8g
炭水化物	54.3g	炭水化物	65.4g
食物繊維	6.2g	食物繊維	6.7g

献立21

主菜	副菜	汁もの
牛肉のトマト煮 (P33)	こんにゃくのペペロンチーノ (P104)	レタスとトマトのコンソメスープ (P138)
	22kcal	11kcal

| 1日1200～1500kcalの人 | 186kcal |
| 1日1600～1800kcalの人 | 233kcal |

主食
1日1200～1500kcalの人	1日1600～1800kcalの人
ごはん 120g 188kcal	ごはん 150g 234kcal

◎この献立の栄養価

1日1200～1500kcalの人		1日1600～1800kcalの人	
エネルギー	407kcal	エネルギー	500kcal
塩分	1.2g	塩分	1.2g
炭水化物	53.4g	炭水化物	65.2g
食物繊維	4.7g	食物繊維	5.4g

献立24

主菜	副菜
さばドッグ (P127)	れんこんとパプリカのマヨごまサラダ (P103)
	49kcal

| 1日1200～1500kcalの人 | 341kcal |
| 1日1600～1800kcalの人 | 392kcal |

> パンのメニューは朝食にもおすすめ！

◎この献立の栄養価

1日1200～1500kcalの人		1日1600～1800kcalの人	
エネルギー	390kcal	エネルギー	441kcal
塩分	2.0g	塩分	2.3g
炭水化物	39.6g	炭水化物	49.4g
食物繊維	4.5g	食物繊維	4.9g

献立23

主菜	副菜	汁もの
豚肉のしょうが焼き (P27)	刻み昆布の酢じょうゆ煮 (P99)	なめことオクラのみそ汁 (P133)
	8kcal	15kcal

| 1日1200～1500kcalの人 | 211kcal |
| 1日1600～1800kcalの人 | 261kcal |

主食
1日1200～1500kcalの人	1日1600～1800kcalの人
ごはん 120g 188kcal	ごはん 150g 234kcal

◎この献立の栄養価

1日1200～1500kcalの人		1日1600～1800kcalの人	
エネルギー	422kcal	エネルギー	518kcal
塩分	1.7g	塩分	1.8g
炭水化物	52.7g	炭水化物	63.8g
食物繊維	4.7g	食物繊維	5.2g

献立26

主菜	副菜	汁もの
さわらのヨーグルトみそ漬け焼き (P57)	れんこんのからしあえ (P103)	かぶとかぶの葉、油揚げのみそ汁 (P133)
	44kcal	34kcal

| 1日1200～1500kcalの人 | 149kcal |
| 1日1600～1800kcalの人 | 188kcal |

主食
1日1200～1500kcalの人	1日1600～1800kcalの人
ごはん 120g 188kcal	ごはん 150g 234kcal

◎この献立の栄養価

1日1200～1500kcalの人		1日1600～1800kcalの人	
エネルギー	415kcal	エネルギー	500kcal
塩分	1.7g	塩分	1.9g
炭水化物	59.4g	炭水化物	72.0g
食物繊維	5.5g	食物繊維	6.8g

献立25

主菜	副菜	汁もの
豚カツ (P26)	モロヘイヤのめかぶあえ (P90)	白菜としめじのすまし汁 (P134)
	13kcal	8kcal

| 1日1200～1500kcalの人 | 210kcal |
| 1日1600～1800kcalの人 | 257kcal |

主食
1日1200～1500kcalの人	1日1600～1800kcalの人
ごはん 120g 188kcal	ごはん 150g 234kcal

◎この献立の栄養価

1日1200～1500kcalの人		1日1600～1800kcalの人	
エネルギー	419kcal	エネルギー	512kcal
塩分	1.7g	塩分	1.7g
炭水化物	61.7g	炭水化物	74.9g
食物繊維	5.8g	食物繊維	6.4g

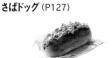

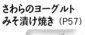
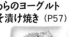

献立28

主菜	副菜	汁もの
かじきのナポリタン炒め (P58)	ブロッコリーともやしのスープ煮 (P86) 16kcal	長ねぎのオニオングラタン風スープ (P139) 34kcal

| 1日1200〜1500kcalの人 | 190kcal |
| 1日1600〜1800kcalの人 | 225kcal |

主食

1日1200〜1500kcalの人	1日1600〜1800kcalの人
ごはん 120g 188kcal	ごはん 150g 234kcal

●この献立の栄養価

1日1200〜1500kcalの人		1日1600〜1800kcalの人	
エネルギー	428kcal	エネルギー	509kcal
塩分	1.5g	塩分	1.5g
炭水化物	60.2g	炭水化物	73.1g
食物繊維	5.6g	食物繊維	6.6g

献立27

主菜	副菜	汁もの
チャンプルー (P31)	切り干し大根とひじきのすし酢あえ (P94) 22kcal	トマトとみょうがのみそ汁 (P132) 25kcal

| 1日1200〜1500kcalの人 | 182kcal |
| 1日1600〜1800kcalの人 | 236kcal |

主食

1日1200〜1500kcalの人	1日1600〜1800kcalの人
ごはん 120g 188kcal	ごはん 150g 234kcal

●この献立の栄養価

1日1200〜1500kcalの人		1日1600〜1800kcalの人	
エネルギー	417kcal	エネルギー	517kcal
塩分	1.6g	塩分	1.6g
炭水化物	58.5g	炭水化物	70.4g
食物繊維	7.3g	食物繊維	8.3g

献立30

主菜	副菜	汁もの
豆腐のかば焼き (P68)	ほうれん草の塩昆布あえ (P93) 35kcal	白菜としめじのすまし汁 (P134) 8kcal

| 1日1200〜1500kcalの人 | 195kcal |
| 1日1600〜1800kcalの人 | 229kcal |

主食

1日1200〜1500kcalの人	1日1600〜1800kcalの人
ごはん 120g 188kcal	ごはん 150g 234kcal

●この献立の栄養価

1日1200〜1500kcalの人		1日1600〜1800kcalの人	
エネルギー	426kcal	エネルギー	506kcal
塩分	1.9g	塩分	1.9g
炭水化物	58.4g	炭水化物	71.1g
食物繊維	6.2g	食物繊維	6.9g

献立29

主菜	副菜	汁もの
麻婆豆腐 (P30)	ブロッコリーのおかかあえ (P86) 30kcal	きくらげととうがんの中華スープ (P136) 13kcal

| 1日1200〜1500kcalの人 | 203kcal |
| 1日1600〜1800kcalの人 | 224kcal |

主食

1日1200〜1500kcalの人	1日1600〜1800kcalの人
ごはん 120g 188kcal	ごはん 150g 234kcal

●この献立の栄養価

1日1200〜1500kcalの人		1日1600〜1800kcalの人	
エネルギー	434kcal	エネルギー	501kcal
塩分	2.0g	塩分	2.0g
炭水化物	58.7g	炭水化物	69.8g
食物繊維	7.6g	食物繊維	8.1g

エネルギー量が足りないときにおすすめのデザート

3食の合計が1日の適正エネルギー摂取量に足りない場合は、本書の手作りデザート（P141〜参照）を追加するのもおすすめです。適正エネルギー量の範囲内で選びましょう。

キウイヨーグルトジェラート (P142)	黒蜜寒天 (P144)	具だくさんゼリー (P143)	りんごのレンジコンポート (P143)

●このデザートの栄養価(1人分)

	キウイヨーグルトジェラート	黒蜜寒天	具だくさんゼリー	りんごのレンジコンポート
エネルギー	72kcal	67kcal	81kcal	53kcal
塩分	0.1g	0.0g	0.0g	0.0g
炭水化物	11.2g	18.2g	18.4g	14.7g
食物繊維	0.6g	3.0g	0.9g	1.2g

食事の基本①

糖尿病の食事療法3か条

～糖尿病は美食で改善～

適正エネルギー摂取量を守って、肥満や、やせすぎを防ぐ

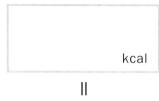

身長 [　] m × 身長 [　] m ×22 = 標準体重 [　] kg

×

標準体重1kg 当たりに
必要なエネルギー量

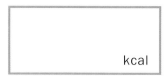

[　] kcal

＝

1日に必要な
エネルギー量

[　] kcal

まず、体格に応じた標準体重を算出し、ふだんの活動量や持病の有無などから1日に必要な適正エネルギー摂取量を調べる。

当てはまるものは？

- ■肥満（BMI 25以上）の人 ……20～25kcal
- ■糖尿病の人……25～30kcal
- ■デスクワークが多い人や主婦 ……25～30kcal
- ■立ち仕事が多い人 ……30～35kcal
- ■力仕事が多い人……35kcal以上

▼BMIをチェック

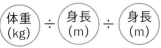

体重（kg）÷ 身長（m）÷ 身長（m）

25以上の場合は肥満

肥満度を示す BMI は、22が最も理想的。25以上の場合は、減量が必要。

**血糖値が高くなる原因は
肥満や塩分のとりすぎ**

BMI25以上の肥満の人は、血糖値が上がりやすいことがわかっています。内臓脂肪が、ブドウ糖をエネルギーとして利用させるインスリン（→P148）のはたらきを低下させるからです。肥満は、糖尿病や高血圧も悪化させます。肥満を予防・解消するためには、これまでの食生活を見直し、適正エネルギー量を食事からバランスよくとる必要があります。

食塩（塩化ナトリウム）のとりすぎにも注意が必要です。高血圧を招き、動脈硬化を加速させます。また、塩分の高い料理は主食が進むため、食べすぎてしまいがちになります。

塩分は1日6g未満をめざす

見える塩分	見えない塩分
=	=
調味料	加工品

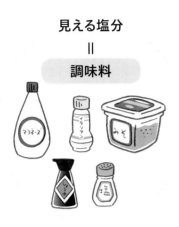

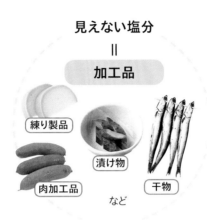

練り製品

漬け物

肉加工品

干物

など

加工品に含まれる塩分は見落とされがち。常に栄養成分表示を確認することを習慣にする。ナトリウム表示のときは、ナトリウム量（mg）× 2.54 ÷ 1000 で食塩相当量（g）を求める。

塩分が高い食品の使いすぎ、食べすぎに注意

主食の量を一定にする

1日に必要な摂取カロリー 1200 〜 1500kcal の人

1食 120g

エネルギー	188kcal
塩分	0.0g
炭水化物	44.6g
食物繊維	1.8g

1日に必要な摂取カロリー 1600 〜 1800kcal の人

1食 150g

エネルギー	234kcal
塩分	0.0g
炭水化物	55.7g
食物繊維	2.3g

炭水化物は、主にごはんやパンなどの主食からとっている。主食のとりすぎは、エネルギーの過剰摂取を招くので、適量をとるようにする。

※ごはんの栄養価については、エネルギーは小数点第1位以下、その他は小数点第2位以下を切り上げて算出しています。

主食の量を守り、バランスのよい食事を

高血糖を指摘されたら、摂取カロリーが過剰になっていないか、質の悪い脂肪を含む肉類を多くとっていないか、などを見直して、適正な食事内容に切り替えましょう。食べてはいけないものは何もありません。バランスよく炭水化物、たんぱく質、脂質をとりましょう。

ポイントとしては、自分の体格や身体活動量に合った主食の量を知って、それを守ることです。その上で、野菜や主菜の量を調整していきます。食べ方も大切です。ゆっくり食べると炭水化物が分解されブドウ糖に変わるのに時間がかかり、血糖値の上昇が緩やかになります。ブドウ糖の多い果汁ジュースは避けましょう。

高血糖を改善する食事療法は、決して難しいものではありません。まずは、食べすぎないように意識を変えることから始めましょう。それだけで、おいしいものを楽しみながら、血糖値を改善させることができるのです。

1日に何をどれだけ食べられる？

主食の分量を決めておくと、献立を組み立てやすい

14ページで1日に必要な摂取カロリー量を求めたら、それを3食に分けてとります。1日1～2食だと、同じエネルギー量でも、肥満につながりやすいため、1日3食を基本にしましょう。塩分やたんぱく質も、3食にふり分けます。

献立は、エネルギー源となる主食（炭水化物）、体をつくる主菜（たんぱく質）、体の調子を整える副菜（ビタミンやミネラルなど）を組み合わせるのが基本です。

血糖値を安定させるためには、主食の量は一定にしましょう。

1食でとれるエネルギーと塩分から主食の分を差し引いて、残りを主菜と副菜

この本の料理を順番に選ぶだけで1献立が完成

\ここからスタート/

①主食を決める　エネルギーの目安 200 ～ 240kcal

ごはんの場合

茶わん1杯 120g	茶わん1杯 150g
188kcal	**234kcal**
塩分 0g	塩分 0g

食パンの場合

6枚切り 1枚60g	8枚切り 1枚45g
149kcal	**112kcal**
塩分 0.7g	塩分 0.5g

同じくらいのエネルギー量で麺類ならどのくらい食べられる？

ゆでうどん(1玉230g)……**219kcal、塩分0.7g**

ゆでそば(1玉弱180g)……**234kcal、塩分0g**

主食は、1日に必要な摂取カロリー量（●P15）に合わせ、エネルギー 200 ～ 240kcal を目安に毎食同じ分量とする。

丼ものや麺類を選ぶ場合は？

エネルギーの目安：400～500kcal

炭水化物が多くなりやすい丼ものや麺類がメインなら副菜や汁ものを1品程度追加する。

丼ものや麺類は、炭水化物が多いため、適量を守るようにする。そのうえで食物繊維を補える副菜や汁ものを1品程度追加すると、炭水化物の分解スピードをゆるやかにすることができる。

１〜２品、汁ものでとります。副菜は食物繊維が多いものがよいでしょう。エネルギー量が足りない場合にはデザートを追加します。

1日に必要な摂取エネルギーが 1500kcal の場合の例

1食あたりのエネルギー・塩分の目安：500kcal、塩分 2g

❸ 副菜を選び、その分を引く
➡ 副菜にオクラとみょうがのピクルス（●P89）を選ぶ

副菜の分
エネルギー量 ┄┄┄ 105 − 8 = 97 kcal
塩分 ┄┄┄┄┄┄ 1.1 − 0.5 = 0.6g

❶ 1食の目安から主食の分を引く
➡ 主食をごはん120gにする場合

主食の分
エネルギー量 ┄┄┄ 500 − 188 = 312kcal
塩分 ┄┄┄┄┄┄ 2.0 − 0 = 2.0g

❹ 汁ものを選び、その分を引く
➡ 汁ものにレタスとトマトのコンソメスープ（●P138）を選ぶ

汁ものの分
エネルギー量 ┄┄┄ 97 − 11 = **86kcal** *
塩分 ┄┄┄┄┄┄ 0.6 − 0.4 = **0.2g** *

❷ 主菜を選び、その分を引く
➡ 主菜にハンバーグ（●P23）を選ぶ

主菜の分
エネルギー量 ┄┄┄ 312 − 207 = 105kcal
塩分 ┄┄┄┄┄┄ 2.0 − 0.9 = 1.1g

＊最後の数字がゼロに近いほど理想的な献立といえる。

---

❷ 主菜を選ぶ（●P22〜76）　エネルギーの目安：200〜300kcal **❷へ進む**

❸へ進む

豚肉がメインの場合

ロース脂身つき肉 − 60g　149kcal
もも脂身つき肉 ─ 80g　137kcal

鶏肉がメインの場合

もも肉（皮あり）− 80g　152kcal
むね肉（皮あり）− 80g　106kcal

左は、主菜のメインとなる代表的な食材の１食分の分量の目安。主菜のエネルギー量の目安は、メイン食材だけでなく、つけ合わせも含めて考える。

牛肉がメインの場合

肩ロース脂身つき肉 − 50g　148kcal
もも脂身つき肉 ─ 60g　118kcal

魚介がメインの場合

さば ──────── 70g　148kcal
いか ──────── 100g　76kcal

---

❸ 副菜や汁ものを選び、エネルギーが足りなければデザートを追加する

副菜選びのポイント

副菜はできるだけ食物繊維をたっぷりとる

副菜で食物繊維をとるようにする。食後の血糖値の上昇を抑える水溶性食物繊維を多く含むものがおすすめ。

（●P84〜107）

汁もの選びのポイント

献立全体の塩分が高めの場合は、汁ものをとらない

１食の塩分量を2g程度に抑えたい。主菜、副菜の塩分量を合計して2g以上になる場合は、汁ものは控える。

（●P132〜139）

デザート選びのポイント

足りないエネルギー量もデザートで補う

できるだけ脂質や塩分が少ないデザートで、エネルギー量を調整する。りんごなど食物繊維の多い果物がおすすめ。

（●P142〜146）

計算いらずでもう悩まない！
毎日の食事がこの1冊でおいしく簡単に

PART1 主菜・PART3 主食

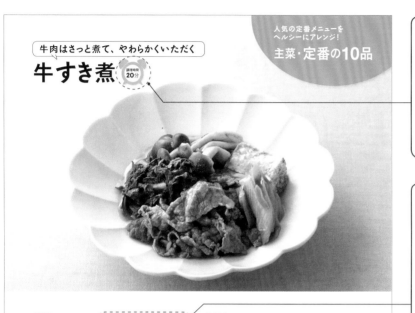

牛肉はさっと煮て、やわらかくいただく

牛すき煮 調理時間20分

人気の定番メニューを
ヘルシーにアレンジ！
主菜・定番の10品

材料(2人分)	1日の摂取カロリー 1200～ 1500kcalの人	1日の摂取カロリー 1600～ 1800kcalの人
牛もも薄切り肉	140g	180g
長ねぎ	½本(50g)	½本(50g)
焼き豆腐	¼丁(50g)	¼丁(50g)
春菊	½束(75g)	½束(75g)
しめじ	½パック(45g)	½パック(45g)
A だし汁	½カップ	½カップ
酒	大さじ1	大さじ1
砂糖	小さじ2	小さじ2
しょうゆ	大さじ½	大さじ½

作り方

❶ 長ねぎは斜め切りにし、焼き豆腐は食べやすい大きさに切る。春菊はざく切りにし、しめじは小房に分ける。

❷ 鍋に A を入れて中火で煮立て、1の長ねぎ、しめじを入れる。再び煮立ったら牛肉を加えて、色が変わったら春菊と焼き豆腐を入れてさっと煮る。

おすすめ献立例

ブロッコリーの
塩昆布あえ
▶P87

＋ ほうれん草と
しいたけのすまし汁
▶P135

▶この料理の栄養価(1人分)	
1日の摂取カロリー 1200～ 1500kcalの人	1日の摂取カロリー 1600～ 1800kcalの人
エネルギー **196kcal**	エネルギー **235kcal**
塩分 0.9g	塩分 0.9g
炭水化物 8.9g	炭水化物 9.0g
食物繊維 2.7g	食物繊維 2.7g

血糖値を抑えるワザ 1

長ねぎのにおい成分が血糖値を下げる
長ねぎの白い部分の強いにおいに、血糖値改善に効果のある硫化アリルが多く含まれています。交感神経を刺激して体温を上げ、体脂肪を燃やします。その結果インスリンのはたらきがよくなり、血糖値改善につながります。

22

● 調理時間の目安が すぐわかる

調理時間の目安を示しています。下ごしらえで調味液にひと晩浸す場合や、冷蔵室や冷凍室で冷やす時間などは含みません。

● 適正エネルギー 摂取量に応じて2段階 に分けて分量を表示。 塩分は 2g を想定

P14で計算した自分の適正エネルギー摂取量に当てはまる欄を見てください。1日1200～1500kcalの場合は1献立400～500kcalに、1600～1800kcalの場合は500～600kcalになるように調整しています。また、塩分は1献立2g前後になるよう、減塩を徹底しています。1食でエネルギーや塩分をとりすぎた場合は、1日の中で調整するとよいでしょう。

● 減塩のポイントや 血糖値を 抑えるワザを紹介

塩分を減らしてもおいしく食べられるコツ、血糖値を抑えるワザや工夫などがわかります。いずれも、ほかのレシピにも応用できます。

● 1人分のエネルギー量、塩分量、 炭水化物量、食物繊維量を表示

各レシピの1人分のエネルギー量と栄養価を表示しています。栄養価は、塩分だけでなく、血糖値のコントロールに役立つ食物繊維の量や、炭水化物の量も示しています。

ごぼうの ごま酢あえ

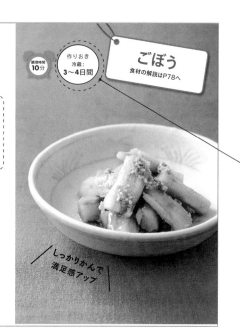

作りおき
冷蔵：
3～4日間

調理時間
10分

ごぼう
食材の解説はP78へ

しっかりかんで
満足感アップ

材料(2人分)

ごぼう	½本(90g)
A 酢	大さじ1
白すりごま	小さじ2
しょうゆ	小さじ1
砂糖	小さじ½

○この料理の 栄養価(1人分)

エネルギー	52kcal
塩分	0.5g
炭水化物	8.7g
食物繊維	2.9g

作り方

❶ ごぼうは、ポリ袋に入れて麺棒などでたたき、熱湯でゆでる。

❷ ボウルに **A** を合わせ、ゆで上がった **1** を熱いうちに入れてあえる。

もっとおいしく 8

<u>ごぼうはたたくと、よく味がしみ込む</u>
ごぼうは切らずに麺棒などで数回たたくと、繊維がほぐれて、味がよくしみ込み、調味料少なめでもおいしくいただけます。

● **副菜や汁ものは、どれも低エネルギー、低塩分のレシピなので組み合わせ自由**

副菜は 60kcal 以下、汁ものは 50kcal 以下で、塩分は副菜が 0.7g 以下、汁ものが 0.5g 以下です。主菜や主食に合わせて、いろいろな組み合わせを楽しめます。

● **作りおきできるものは、保存できる期間の目安を表示**

作りおきできるレシピは、冷蔵での保存期間の目安を表示しています。保存可能な料理は、作りおきの常備菜としてもおすすめです。冷凍で保存できるデザートは、冷凍での保存期間を示しています。

本書の表記について

・この本の料理写真は、すべて、1日の適正エネルギー摂取量が1200～1500kcalの人向けの1食分の量で撮影しています。

・材料の分量は、作りやすいよう基本的に2人分になっています。1人分を作る場合は半量にし、加熱時間などは様子を見ながら加減してください。

・1200～1500kcalと1600～1800kcalのレシピで加熱時間の長さなど手順が異なる場合は、作り方では1600～1800kcalの場合を紹介し、脚注に1200～1500kcalの場合を記載しています。

・食材の量(にんじん½本など)はあくまでも目安です。g 表記を参照して、必ず計量してください。できれば、1g 単位で量れる計量器を使いましょう。

・計量単位は、大さじ1 = 15mℓ、小さじ＝5mℓ、1カップ＝200mℓです。

・塩少々は親指と人さし指でつまんだ量で、約0.5gです。

・電子レンジは600Wの場合の加熱時間です。500Wの場合は1.2倍、700Wの場合は0.8倍で計算して加熱してください。

・だしはかつお節や昆布など、無塩のものを使っています。種類は好みのものでかまいません。

・栄養価は「日本食品標準成分表2020年版(八訂)」をもとに算出し、小数点第2位を四捨五入しています。なお、作り方において分量外のものは栄養価に含まれません。

血糖値を上げない食べ方をする

食事の基本③

高血糖改善に役立つ食材をとる

食物繊維たっぷりの食材で血糖値の急上昇を抑える

食物繊維は、炭水化物の分解をゆるやかにする働きがあり、食後高血糖を防ぐうえで大切。野菜やきのこ類、海藻、こんにゃくなどに多く含まれる。

ミネラルたっぷりの食材でインスリンの原料に

亜鉛などのミネラルは、インスリンの合成をよくする。かきや納豆、昆布などをはじめとした、魚介や豆類などに多く含まれる。

1日大さじ1杯の酢が血糖値の上昇を抑える

酢に含まれる「酢酸」には、食後の血糖値の上昇を抑えるはたらきがある。1日にとりたい酢の目安量は、大さじ1杯。しょうゆなどの代わりに使おう。

ビタミンB₁で炭水化物の代謝を促す

ビタミンB₁は、炭水化物をエネルギーに変えるときに必要な栄養素。ビタミンB₁は肉類に豊富で、なかでも豚肉に多く含まれる。

だしを使って減塩する

昆布やかつお節からしっかりだしをとると、塩やしょうゆの使用量を減らすことができる。市販の化学調味料によるだしは、塩分を多く含むので注意。

オリーブ油で肥満や動脈硬化を防ぐ

オリーブ油に多く含まれる「オレイン酸」は、血中のコレステロールを減らし、動脈硬化や肥満を予防する。ただし、高カロリーなのでとりすぎには十分注意を。

肉の脂を抑えめに、魚の油脂は積極的にとる

高血糖の人にとって、基本的に油脂のとりすぎはよくありません。よくない脂をとると、肥満や動脈硬化を引き起こす原因となるからです。とくに、肉に含まれる動物性脂肪は、血液中の中性脂肪や悪玉コレステロールを増やすため、できるだけ避けます。脂肪の少ない部位を選び、調理方法を工夫して脂を落としましょう。

一方、魚の油脂は積極的にとることがすすめられます。さばなどの青魚の油脂には、EPA（エイコサペンタエン酸）とDHA（ドコサヘキサエン酸）が豊富です。DHAには、血液中のコレステロールや中性脂肪を減らす働きがあります。

PART 1

適正なエネルギー量で大満足の食べごたえ！

主菜レシピ

1日にとれる適正エネルギー摂取量に合わせて、2段階から分量を選べます。
しょうが焼きやハンバーグ、ぶりの照り焼きなどの定番メニューをはじめ、
満足度の高い肉のレシピ、魚介のレシピを紹介しています。
レパートリーが少なくなりがちな卵のレシピ、
植物性たんぱく質が血糖値をコントロールしてくれる大豆製品のレシピも
紹介しているので、肉料理ばかりにならないようにとり入れていきましょう。

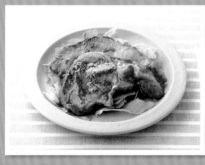
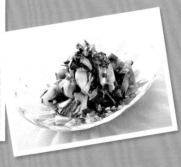

牛肉はさっと煮て、やわらかくいただく

牛すき煮 調理時間 **20**分

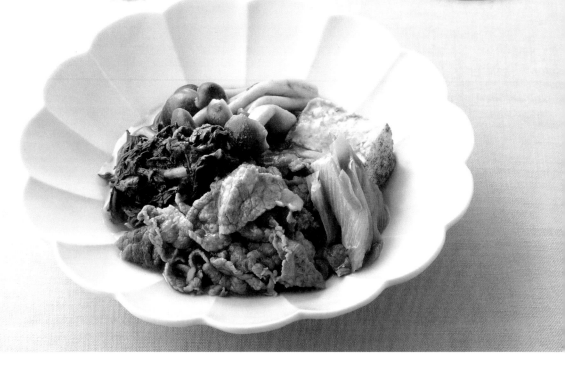

材料（2人分）

	1日の摂取カロリー 1200〜 1500kcalの人	1日の摂取カロリー 1600〜 1800kcalの人
牛もも薄切り肉	140g	180g
長ねぎ	½本（50g）	½本（50g）
焼き豆腐	¼丁（50g）	¼丁（50g）
春菊	½束（75g）	½束（75g）
しめじ	½パック（45g）	½パック（45g）
A だし汁	½カップ	½カップ
酒	大さじ1	大さじ1
砂糖	小さじ2	小さじ2
しょうゆ	大さじ½	大さじ½

作り方

❶ 長ねぎは斜め切りにし、焼き豆腐は食べやすい大きさに切る。春菊はざく切りにし、しめじは小房に分ける。

❷ 鍋に **A** を入れて中火で煮立て、**1** の長ねぎ、しめじを入れる。再び煮立ったら牛肉を加えて、色が変わったら春菊と焼き豆腐を入れてさっと煮る。

おすすめ献立例

+ ブロッコリーの
塩昆布あえ

▶P87

+ ほうれん草と
しいたけのすまし汁

▶P135

▼この料理の栄養価（1人分）

1日の摂取カロリー 1200〜 1500kcalの人	1日の摂取カロリー 1600〜 1800kcalの人
エネルギー **196**kcal	エネルギー **235**kcal
塩分 0.9g	塩分 0.9g
炭水化物 8.9g	炭水化物 9.0g
食物繊維 2.7g	食物繊維 2.7g

血糖値を抑えるワザ **1**

長ねぎのにおい成分が血糖値を下げる

長ねぎの白い部分の強いにおいに、血糖値改善に効果のある硫化アリルが多く含まれています。交感神経を刺激して体温を上げ、体脂肪を燃やします。その結果インスリンのはたらきがよくなり、血糖値改善につながります。

肉だねに混ぜた車麩でボリュームアップ！

ハンバーグ

調理時間 **30**分

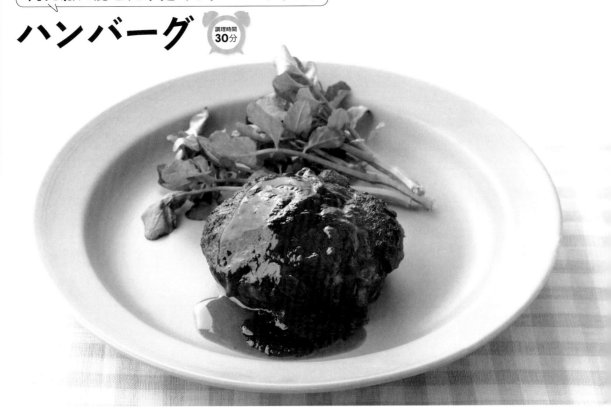

材料(2人分)

	1日の摂取カロリー 1200〜1500kcalの人	1日の摂取カロリー 1600〜1800kcalの人
合いびき肉	150g	180g
車麩	小1個(3g)	小1個(3g)
玉ねぎ	⅙個(33g)	⅙個(33g)
ナツメグ・塩	各少々	各少々
サラダ油	小さじ1	小さじ1
トマトケチャップ・ウスターソース	各大さじ½	各大さじ½
赤ワイン	大さじ1	大さじ1
クレソン	½束(25g)	½束(25g)

おすすめ献立例

+ オクラとみょうがのピクルス

▶P89

+ レタスとトマトのコンソメスープ

▶P138

▼この料理の栄養価(1人分)

1日の摂取カロリー 1200〜1500kcalの人	1日の摂取カロリー 1600〜1800kcalの人
エネルギー 207kcal	エネルギー 240kcal
塩分 0.9g	塩分 0.9g
炭水化物 5.0g	炭水化物 5.0g
食物繊維 0.7g	食物繊維 0.7g

作り方

❶ 車麩は水で戻す。水けをしっかりしぼり、みじん切りにする。玉ねぎはみじん切りにして耐熱容器に入れ、電子レンジ（600W）で30秒加熱する。

❷ ボウルに合いびき肉、**1**、ナツメグ、塩を入れて、よく練り合わせる。2等分にして、丸く形を整える。

❸ フライパンを中火にかけてサラダ油を入れて熱し、**2**を両面焼きつける。焼き色がついたらふたをし、弱めの中火で5〜8分蒸し焼きにして、とり出す。

❹ **3**のフライパンにトマトケチャップとウスターソース、赤ワインを入れて弱火で煮詰め、ハンバーグを戻し入れてからめる。器に盛り、クレソンをそえる。

チーズ味の粉ふきいもで味にメリハリ！

さけのムニエル

調理時間 **20分**

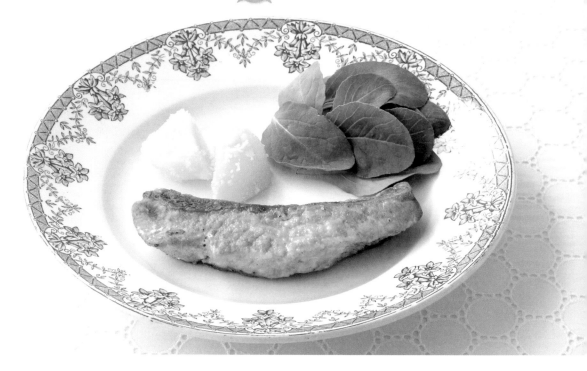

材料(2人分)

	1日の摂取カロリー 1200〜1500kcalの人	1日の摂取カロリー 1600〜1800kcalの人
さけ	2切れ(160g)	大2切れ(200g)
塩	小さじ⅙	小さじ⅙
こしょう	少々	少々
小麦粉	適量	適量
バター(有塩)	大さじ½	大さじ½
じゃがいも	½個(68g)	½個(68g)
粉チーズ	小さじ1	小さじ1
サラダほうれん草	¼パック(10g)	¼パック(10g)

おすすめ献立例

+ いんげん豆と
しいたけのピクルス

▶P97

+ にんじんのカレー
風味スープ

▶P138

作り方

① さけは、塩、こしょうをふり、小麦粉をまぶす。じゃがいもは、食べやすい大きさに切る。ほうれん草はざく切りにする。

② 鍋にじゃがいもと、かぶるくらいの水を入れて火にかけ、じゃがいもがやわらかくなるまでゆでる。湯を捨て、鍋を軽く揺すって水分をとばす。粉ふきいもになったら、粉チーズをふる。

③ フライパンにバターを入れて中火で熱し、1のさけを入れて、両面をこんがりと焼く。

④ 器に、3と2、ほうれん草を盛る。

▼この料理の栄養価(1人分)

1日の摂取カロリー 1200〜1500kcalの人		1日の摂取カロリー 1600〜1800kcalの人	
エネルギー	163kcal	エネルギー	188kcal
塩分	0.7g	塩分	0.8g
炭水化物	9.9g	炭水化物	9.9g
食物繊維	3.3g	食物繊維	3.3g

> **おすすめ食材 1**
>
> **さけの抗酸化成分が生活習慣病を改善**
> さけの身の部分には、アスタキサンチンという色素成分が含まれています。すぐれた抗酸化作用で体内の細胞を守り、糖尿病などの生活習慣病や、動脈硬化などを改善します。

しその香りでもの足りなさを感じさせない

ぶりの照り焼き

調理時間
15分

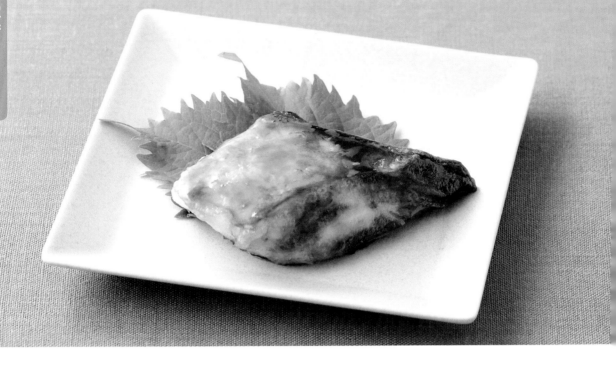

材料(2人分)

	1日の摂取カロリー 1200〜 1500kcalの人	1日の摂取カロリー 1600〜 1800kcalの人
ぶり	小2切れ(140g)	2切れ(180g)
片栗粉	適量	適量
Aしょうゆ・みりん・酒	各大さじ½	各大さじ½
サラダ油	小さじ1	小さじ1
青じそ	2枚	2枚

作り方

① ぶりは、片栗粉をまぶす。

② フライパンを中火にかけてサラダ油を入れて熱し、1を加えて両面をこんがりと焼く。

③ A を加えてぶりにからめる。器に青じそをしき、ぶりをのせる。

おすすめ献立例

+ こんにゃくの 梅煮

▶P105

+ キャベツと玉ねぎ のみそ汁

▶P132

▼この料理の栄養価(1人分)

1日の摂取カロリー 1200〜 1500kcalの人	1日の摂取カロリー 1600〜 1800kcalの人
エネルギー 197kcal	エネルギー 242kcal
塩分 0.7g	塩分 0.7g
炭水化物 6.2g	炭水化物 6.5g
食物繊維 0.1g	食物繊維 0.1g

おすすめ食材 2

青じそのカロテンには抗酸化作用がある
青じそは、香りが減塩を助けるだけでなく、殺菌・防腐作用もあります。またカロテンも豊富で抗酸化作用がはたらきます。そえてあるしそも、残さず食べてください。

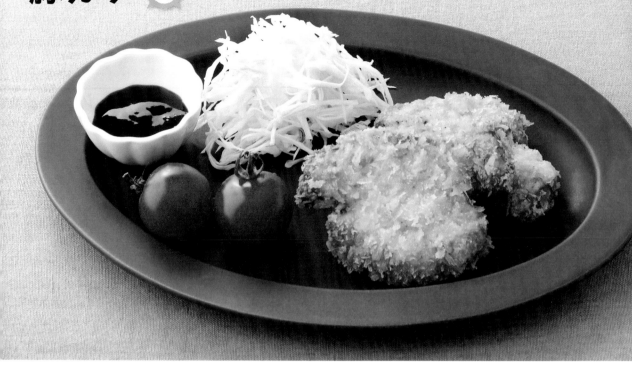

豚肉を薄くのばすことで、ボリュームが出る

豚カツ

調理時間 **25分**

材料(2人分)

	1日の摂取カロリー 1200〜1500kcalの人	1日の摂取カロリー 1600〜1800kcalの人
豚ヒレ肉	4切れ(120g)	5切れ(150g)
塩・こしょう	各少々	各少々
水溶き小麦粉*	適量	適量
パン粉	適量	適量
サラダ油	適量	適量
キャベツ	1枚(50g)	1枚(50g)
ミニトマト	4個(60g)	4個(60g)
トンカツソース	小さじ2	小さじ2

*片栗粉適量を同量の水で溶く

おすすめ献立例

+ モロヘイヤのめかぶあえ

▶P90

+ 白菜としめじのすまし汁

▶P134

▼この料理の栄養価(1人分)

1日の摂取カロリー 1200〜1500kcalの人		1日の摂取カロリー 1600〜1800kcalの人	
エネルギー	210kcal	エネルギー	257kcal
塩分	0.8g	塩分	0.8g
炭水化物	13.4g	炭水化物	15.5g
食物繊維	1.4g	食物繊維	1.5g

作り方

1 豚肉は、麺棒などでたたき、薄くのばして、塩、こしょうをふる。キャベツはせん切りにする。

2 豚肉を水溶き小麦粉にくぐらせ、パン粉をまぶす。フライパンにサラダ油を入れて中火で熱し、豚肉を両面ともこんがり焼き上げる。

3 よく油をきって器に盛り、ミニトマト、キャベツ、ソースをそえる。

もっとおいしく **1**

カツの衣には卵を使わない

衣用に卵を使うと中途半端に余ってしまい、困ることがあります。今回のレシピでは、カツの衣に溶き卵を使わず、水溶き小麦粉で代用しています。よりサクサクになるうえ、ムダもなくなります。

しょうが焼きのたれでレタスもおいしく

豚肉のしょうが焼き

調理時間 **25分**

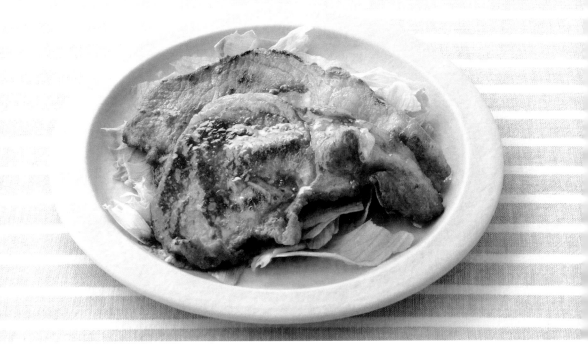

材料(2人分)	1日の摂取カロリー 1200～1500kcalの人	1日の摂取カロリー 1600～1800kcalの人
豚ロース肉(しょうが焼き用)	4枚(140g)	大5枚(180g)
A 酒	大さじ1	大さじ1
しょうゆ・みりん	各大さじ½	各大さじ½
しょうが汁	小さじ1	小さじ1
レタス	1枚(20g)	1枚(20g)
サラダ油	大さじ½	大さじ½

作り方

❶ バットなどに **A** を入れて混ぜ合わせ、豚肉を加えて全体にからめ、10分ほど漬け込む。

❷ レタスは食べやすい大きさにちぎる。

❸ フライパンを中火にかけてサラダ油を入れて熱し、汁けをきった **1** の豚肉を入れ、両面を返しながら焼く。豚肉に火が通ったら、残った漬け汁を加えてからめる。

❹ 器に **2** を盛り、**3** の豚肉をのせる。

おすすめ献立例

+ 刻み昆布の
酢じょうゆ煮

▶P99

+ なめことオクラ
のみそ汁

▶P133

▼この料理の栄養価(1人分)

1日の摂取カロリー 1200～1500kcalの人	1日の摂取カロリー 1600～1800kcalの人
エネルギー **211kcal**	エネルギー **261kcal**
塩分 **0.7g**	塩分 **0.8g**
炭水化物 **3.1g**	炭水化物 **3.1g**
食物繊維 **0.1g**	食物繊維 **0.1g**

おいしい減塩のポイント 1

野菜も肉のたれで食べる

付け合わせの野菜にはドレッシングなどの調味料をかけず、肉にからめたたれで食べると減塩になります。またその分のエネルギーも抑えられます。肉に巻くなどして、一緒に食べてもよいでしょう。

かに玉

調理時間 **20**分

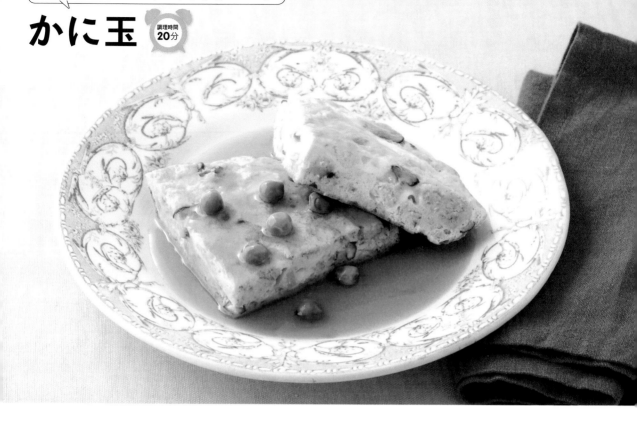

材料(2人分)

材料(2人分)	1日の摂取カロリー 1200〜1500kcalの人	1日の摂取カロリー 1600〜1800kcalの人
卵	4個(212g)	小5個(240g)
かに缶	¾缶(50g)	¾缶(50g)
長ねぎ	10cm(17g)	10cm(17g)
しいたけ	2枚(30g)	2枚(30g)
たけのこ	30g	30g
グリンピース(冷凍)	10g	10g
A みりん	小さじ1	小さじ1
しょうゆ・片栗粉	各小さじ½	各小さじ½
鶏ガラスープの素(顆粒)	少々	少々
サラダ油	小さじ1	小さじ2

おすすめ献立例

+ わかめのナムル

▶P98

+ 白菜としめじの
  すまし汁

▶P134

▼この料理の栄養価(1人分)

1日の摂取カロリー 1200〜1500kcalの人	1日の摂取カロリー 1600〜1800kcalの人
エネルギー 212kcal	エネルギー 250kcal
塩分 1.1g	塩分 1.1g
炭水化物 5.8g	炭水化物 5.9g
食物繊維 1.8g	食物繊維 1.8g

作り方

❶ 卵は割りほぐす。長ねぎはみじん切りに、しいたけは石づきをとって薄切りに、たけのこは細切りにする。かにはほぐし、グリンピースは熱湯を回しかけて、解凍する。

❷ フライパンにサラダ油を入れて中火で熱し、**1**の長ねぎ、しいたけ、たけのこを炒める。火が通ったらかにを加えて合わせ、卵を回し入れて、軽く混ぜる。形を整えて2〜3分焼き、ひっくり返してさらに1〜2分焼いてとり出す。

❸ **2**のフライパンに水¼カップと**A**を入れて弱火にかけ、とろみをつける。

❹ **2**を4等分に切り、器に盛る。**3**をかけ、グリンピースを散らす。

しょうがをきかせて減塩

さばのみそ煮

調理時間 **20分**

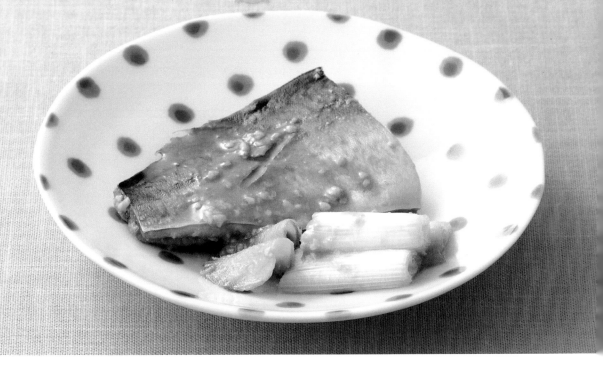

材料（2人分）

	1日の摂取カロリー 1200～1500kcalの人	1日の摂取カロリー 1600～1800kcalの人
さば	小2切れ(140g)	2切れ(180g)
長ねぎ	½本(50g)	½本(50g)
しょうが（薄切り）	2～3枚	2～3枚
水	½カップ	½カップ
酒	¼カップ	¼カップ
みそ・みりん	各小さじ2	各小さじ2

作り方

① 長ねぎはぶつ切りにする。

② 鍋にしょうが、水、酒、みそ、みりんを入れて中火にかける。煮立ったら、さばを加え、落としぶたをして弱めの中火で煮込む。

③ 煮汁が減ってきたら1を加え、さらに5分ほど煮る。

おすすめ献立例

+ ひじきとおかひじきのからしあえ

▶P98

+ 三つ葉とえのきのすまし汁

▶P135

▼この料理の栄養価（1人分）

1日の摂取カロリー 1200～1500kcalの人	1日の摂取カロリー 1600～1800kcalの人
エネルギー **177kcal**	エネルギー **219kcal**
塩分 **1.0g**	塩分 **1.0g**
炭水化物 **7.1g**	炭水化物 **7.2g**
食物繊維 **0.9g**	食物繊維 **0.9g**

おいしい減塩のポイント 2

しょうがの風味を生かす

しょうがの辛みや香りは、味のアクセントになり、減塩の強い味方でもあります。薄切りのしょうがをたれと一緒に煮込むことで、たれにもしょうがの香りが移り、調味料控えめでも満足感があります。

トウバンジャンやトウチーなどでうまみをプラス

麻婆豆腐

調理時間 **25分** （水きりする時間は除く）

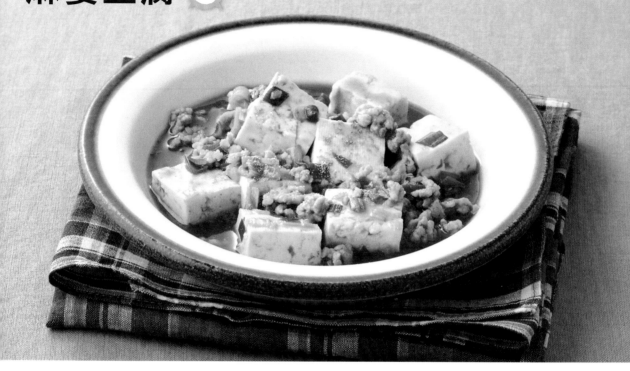

材料(2人分)	1日の摂取カロリー 1200～1500kcalの人	1日の摂取カロリー 1600～1800kcalの人
豚ひき肉	80g	100g
木綿豆腐	小1丁(200g)	小1丁(200g)
にら	¼束(25g)	¼束(25g)
長ねぎ(みじん切り)	¼本(25g)	¼本(25g)
しょうが(みじん切り)	½かけ	½かけ
サラダ油	小さじ1	小さじ1
A トウバンジャン	小さじ¼	小さじ¼
┃ トウチー	小さじ¼	小さじ¼
B 水	½カップ	½カップ
┃ 酒	大さじ1	大さじ1
┃ オイスターソース	小さじ1	小さじ1
┃ テンメンジャン・しょうゆ・砂糖	各小さじ½	各小さじ½
┃ 鶏ガラスープの素(顆粒)	ひとつまみ	ひとつまみ
水溶き片栗粉*	大さじ1	大さじ1

＊片栗粉大さじ½を同量の水で溶く

作り方

① 木綿豆腐は、水きりしておく。

② にらは粗みじん切りにする。1は食べやすい大きさに切る。

③ フライパンを中火にかけてサラダ油を入れて熱し、しょうがと長ねぎを炒める。香りが立ったら豚ひき肉を加え、ぱらぱらになるまで炒める。Aを加えてなじませ、Bを加える。2を加えてさっくり混ぜ、水溶き片栗粉を加えてとろみをつける。

おすすめ献立例

＋ ブロッコリーのおかかあえ

▶P86

＋ きくらげととうがんの中華スープ

▶P136

▼この料理の栄養価(1人分)

1日の摂取カロリー 1200～1500kcalの人	1日の摂取カロリー 1600～1800kcalの人
エネルギー 203kcal	エネルギー 224kcal
塩分 1.1g	塩分 1.1g
炭水化物 7.7g	炭水化物 7.7g
食物繊維 1.9g	食物繊維 1.9g

ゴーヤのビタミンが糖の代謝を促す

チャンプルー

調理時間 **20分** （水きりする時間は除く）

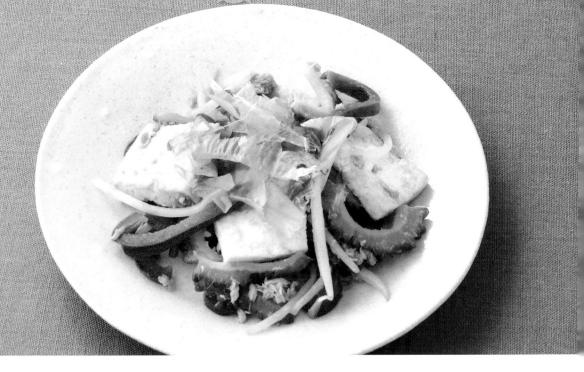

材料（2人分）

	1日の摂取カロリー 1200〜1500kcalの人	1日の摂取カロリー 1600〜1800kcalの人
木綿豆腐	小1丁（200g）	1丁（300g）
赤パプリカ	¼個（30g）	¼個（30g）
ゴーヤ	½本（100g）	½本（100g）
もやし	¼袋（50g）	¼袋（50g）
ツナ缶（油漬け）	½缶（40g）	½缶（40g）
サラダ油	小さじ2	大さじ1
塩	少々	少々
酒	大さじ1	大さじ1
しょうゆ	小さじ1	小さじ1

おすすめ献立例

＋ 切り干し大根と
ひじきのすし酢あえ
▶P94

＋ トマトとみょうが
のみそ汁
▶P132

▼ この料理の栄養価（1人分）

1日の摂取カロリー 1200〜1500kcalの人	1日の摂取カロリー 1600〜1800kcalの人
エネルギー **182kcal**	エネルギー **236kcal**
塩分 0.9g	塩分 0.9g
炭水化物 5.7g	炭水化物 6.5g
食物繊維 3.0g	食物繊維 3.5g

作り方

❶ 木綿豆腐はペーパータオルに包み、重しをのせて15分程度水きりしておく。

❷ 赤パプリカは薄切りに、ゴーヤは半月切りにする。**1**の豆腐はひと口大に切る。もやしはひげ根をとる。ツナは、汁けをきる。

❸ フライパンを中火にかけてサラダ油を半量入れて熱し、豆腐を入れて両面とも焼いて、塩をふり、とり出す。

❹ **3**のフライパンに残りのサラダ油を入れて熱し、**2**の赤パプリカ、ゴーヤ、もやし、ツナを入れて炒める。しんなりとしたら**3**を戻し入れ、酒としょうゆを合わせて回し入れ、全体にからめる。

❺ 器に盛り、かつお節適量（分量外）をのせる。

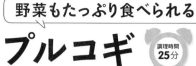

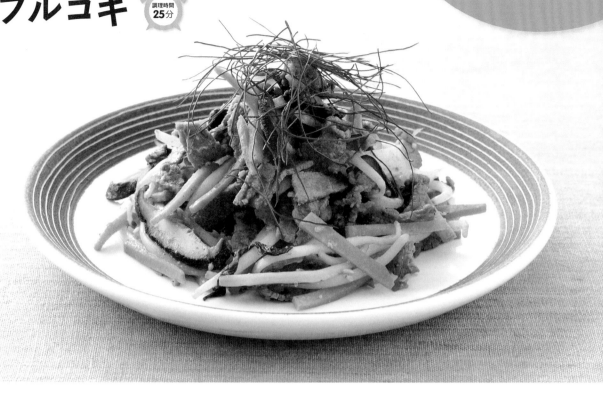

野菜もたっぷり食べられる

プルコギ

調理時間 **25分**

材料(2人分)

	1日の摂取カロリー 1200〜 1500kcalの人	1日の摂取カロリー 1600〜 1800kcalの人
牛もも肉(焼き肉用)	120g	160g
もやし	¼袋(50g)	¼袋(50g)
小松菜	1株(45g)	1株(45g)
にんじん	¼本(45g)	¼本(45g)
しいたけ	2枚(30g)	2枚(30g)
A しょうゆ	小さじ2	小さじ2
すりごま	小さじ1	小さじ1
砂糖	小さじ½	小さじ½
おろしにんにく	少々	少々
ごま油	小さじ2	小さじ2

おすすめ献立例

＋ れんこんなます

▶P102

＋ たけのことキムチ
の韓国風スープ

▶P137

▼この料理の栄養価(1人分)

1日の摂取カロリー 1200〜 1500kcalの人		1日の摂取カロリー 1600〜 1800kcalの人	
エネルギー	189kcal	エネルギー	228kcal
塩分	1.0g	塩分	1.0g
炭水化物	6.2g	炭水化物	6.3g
食物繊維	2.3g	食物繊維	2.3g

作り方

1 牛肉とにんじんは細切りに、小松菜は3㎝
長さに切る。しいたけは軸をとって薄切りに
し、もやしはひげ根をとる。

2 フライパンにごま油の半量を入れて中火
で熱し、牛肉を炒め、色が変わったらとり出す。

3 フライパンに残りのごま油を熱し、小松
菜、しいたけ、にんじん、もやしを炒める。
火が通りしんなりとしたら、**2**の牛肉を戻し、
Aを回し入れ、味をからめる。

4 器に盛り、糸とうがらし少々(分量外)を
のせる。

> **もっとおいしく 2**
>
> **合わせだれは焼き肉にも使える**
> このレシピで紹介している**A**の合わせだれは、
> プルコギだけでなく、焼き肉のつけだれとし
> ても使えます。塩分控えめですが、焼いた牛
> 肉にさっとつけるだけで、しっかりした味が
> 感じられます。

トマトのうまみとにんにくでパンチをきかせて

牛肉のトマト煮

調理時間 **25分**

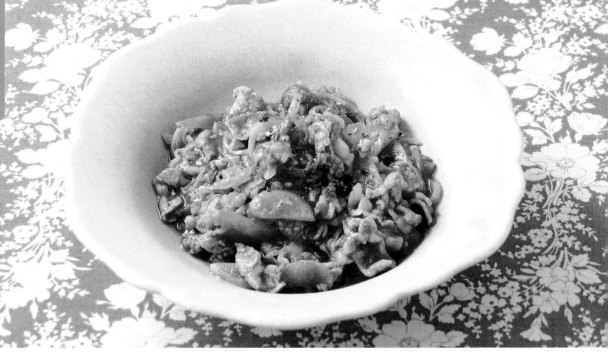

材料(2人分)

	1日の摂取カロリー 1200〜1500kcalの人	1日の摂取カロリー 1600〜1800kcalの人
牛こま切れ肉	100g	130g
玉ねぎ	¼個(50g)	⅓個(65g)
トマト水煮缶	¼缶(100g)	¼缶(100g)
にんにく(みじん切り)	½かけ	½かけ
オリーブ油	小さじ1	小さじ1
塩・こしょう	各少々	各少々
パセリ(みじん切り)	少々	少々

作り方

1 玉ねぎは薄切りにする。トマト水煮はボウルに入れてつぶしておく。

2 フライパンににんにく、オリーブ油を入れて中火で熱し、香りが立ってきたら、玉ねぎを加えて炒める。火が通り、しんなりとしてきたら、牛肉を加える。牛肉の色が変わったら、**1**のトマト水煮を加えて汁けが少なくなるまで煮込む。

3 塩、こしょうで味を調え、器に盛り、パセリをふる。

おすすめ献立例

+ こんにゃくの ペペロンチーノ

▶P104

+ レタスとトマトの コンソメスープ

▶P138

▼この料理の栄養価(1人分)

1日の摂取カロリー 1200〜1500kcalの人	1日の摂取カロリー 1600〜1800kcalの人
エネルギー 186kcal	エネルギー 233kcal
塩分 0.3g	塩分 0.3g
炭水化物 4.8g	炭水化物 5.5g
食物繊維 1.1g	食物繊維 1.3g

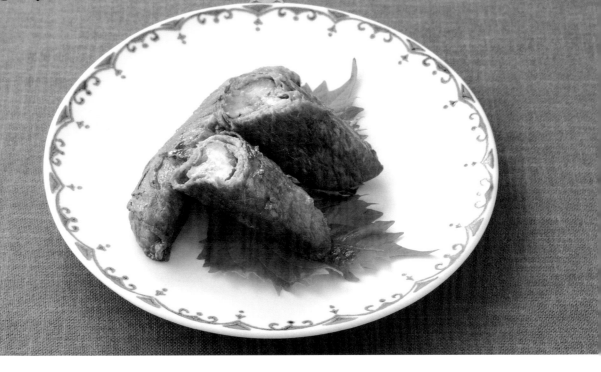

なすに肉汁がしみて、ジューシーに

なすの牛肉巻き

調理時間 **25分**

材料(2人分)

	1日の摂取カロリー 1200〜1500kcalの人	1日の摂取カロリー 1600〜1800kcalの人
牛もも肉(しゃぶしゃぶ用)	120g	150g
小麦粉	適量	適量
なす	1本(80g)	1本(80g)
A しょうゆ	小さじ2	小さじ2
└ みりん	小さじ2	小さじ2
サラダ油	小さじ1	小さじ1
青じそ	4枚	4枚

作り方

❶ なすはへたをとり、縦に4つ割りにする。

❷ 牛肉を広げて小麦粉をふり、❶をのせてくるくる巻く。

❸ フライパンを中火にかけてサラダ油を入れて熱し、❷の巻き終わりを下にして焼く。火が通ったら返し、全体に焼き色がついたら、ふたをし、蒸し焼きにする。

❹ 牛肉に火が通ったら、Aを回し入れて味をからめる。器に青じそをしき、❸を盛る。

おすすめ献立例

+ 長いもの煮浸し

▶P107

+ かぶとかぶの葉、油揚げのみそ汁

▶P133

▼この料理の栄養価(1人分)

1日の摂取カロリー 1200〜1500kcalの人	1日の摂取カロリー 1600〜1800kcalの人
エネルギー 167kcal	エネルギー 196kcal
塩分 0.9g	塩分 1.0g
炭水化物 8.0g	炭水化物 8.1g
食物繊維 1.1g	食物繊維 1.1g

もっとおいしく ❸

__いろいろな野菜で作れる__

今回のレシピでは、牛肉をなすに巻いていますが、なすの代わりににんじんのせん切りやエリンギ、たけのこ、ししとうなどを巻いても。なすのようにある程度の長さがあるものが、巻きやすくおすすめです。野菜を変えてもエネルギー量はあまり変わりません。

少なめの調味料でも煮含めることで味はしっかり

牛肉とごぼうのしぐれ煮

調理時間 **25分**

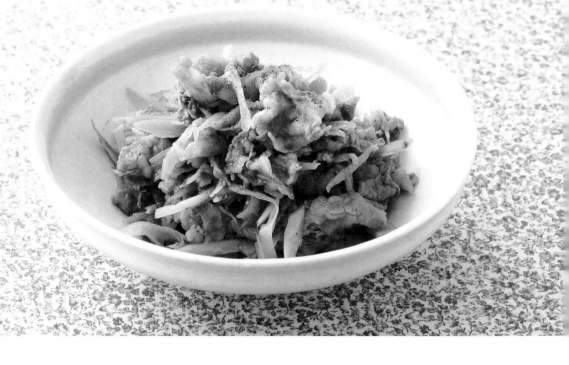

材料(2人分)

	1日の摂取カロリー 1200〜 1500kcalの人	1日の摂取カロリー 1600〜 1800kcalの人
牛こま切れ肉	100g	130g
ごぼう	¼本(45g)	¼本(45g)
長ねぎ	¼本(25g)	¼本(25g)
だし汁	¼カップ	¼カップ
しょうゆ・みりん	各小さじ2	各小さじ2
しょうが汁	小さじ1	小さじ1
七味とうがらし	少々	少々

作り方

1 ごぼうはささがきに、長ねぎは斜め薄切りにする。

2 鍋にだし汁、しょうゆ、みりん、しょうが汁を入れて中火にかけ、沸騰したら**1**を加え、しんなりとするまで煮る。

3 牛肉を加え、汁けが少なくなるまで煮込む。

4 器に盛り、七味とうがらしをふる。

おすすめ献立例

+ ブロッコリーの塩昆布あえ

▶P87

+ かぼちゃとわかめのみそ汁

▶P134

▼この料理の栄養価(1人分)

1日の摂取カロリー 1200〜 1500kcalの人		1日の摂取カロリー 1600〜 1800kcalの人	
エネルギー	178kcal	エネルギー	222kcal
塩分	1.0g	塩分	1.0g
炭水化物	7.9g	炭水化物	8.0g
食物繊維	1.7g	食物繊維	1.7g

おいしい減塩のポイント 3

煮汁がなくなるまでしっかり煮含める
塩分が少ないと味けないと思いがちですが、少しの塩分でもしっかり煮含めれば、減塩と思えないほど味がつきます。煮汁がなくなるくらいまでしっかり煮るようにしましょう。

豆のうまみで食べごたえアップ

ミートローフ

調理時間 **25分**

材料(2人分)

	1日の摂取カロリー 1200～1500kcalの人	1日の摂取カロリー 1600～1800kcalの人
合いびき肉	120g	150g
ミックスビーンズ	1パック(50g)	1パック強(60g)
パン粉	小さじ2	小さじ2
牛乳	小さじ2	小さじ2
塩・黒こしょう	各少々	各少々
トマトケチャップ・ウスターソース	各小さじ2	各小さじ2

おすすめ献立例

+ きのこの
ガーリック蒸し
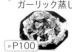
▶P100

+ 長ねぎのオニオン
グラタン風スープ

▶P139

▼この料理の栄養価(1人分)

1日の摂取カロリー 1200～1500kcalの人		1日の摂取カロリー 1600～1800kcalの人	
エネルギー	186kcal	エネルギー	226kcal
塩分	1.0g	塩分	1.0g
炭水化物	10.4g	炭水化物	11.7g
食物繊維	3.4g	食物繊維	4.0g

作り方

1 ボウルに合いびき肉、ミックスビーンズ、パン粉、牛乳、塩、黒こしょうを合わせてよく混ぜ、ラップで包む。耐熱皿に入れて、竹串で数か所、穴をあける。

2 電子レンジ（600W）で3分半（1600～1800kcalの人は4分）加熱し、上下を返してさらに30秒加熱し、10分ほどおいて余熱で火を通す。

3 2の耐熱皿の蒸し汁とトマトケチャップ、ウスターソースを合わせてケチャップソースを作る。

4 2を切り分けて器に盛り、3をかける。

食べごたえアップのヒケツ 1

豆たっぷりでかみごたえあり
今回のミートローフは、ミックスビーンズをたっぷり使っていて噛みごたえがあります。ひき肉の量が少なめでも、もの足りなさを感じさせない満足感があります。

肉は下ゆでして、よりヘルシーに

回鍋肉

調理時間 **25分**

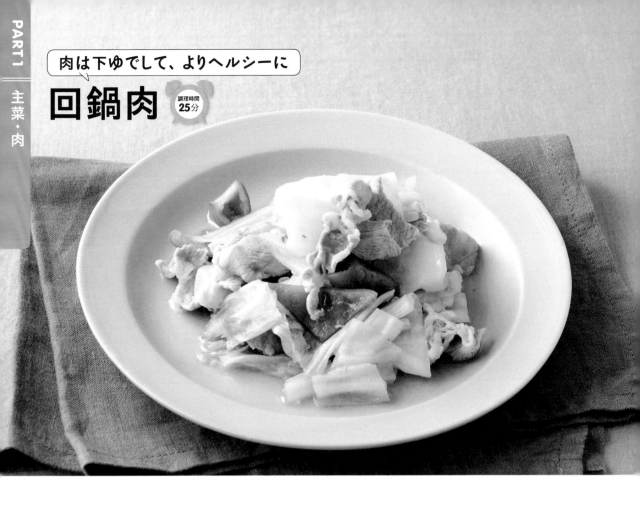

材料（2人分）

	1日の摂取カロリー 1200～1500kcalの人	1日の摂取カロリー 1600～1800kcalの人
豚肩ロース薄切り肉	140g	180g
ピーマン	1個（30g）	1個（30g）
キャベツ	3枚（150g）	3枚（150g）
A みりん・酒	各小さじ2	各小さじ2
みそ	大さじ½	大さじ½
トウバンジャン	小さじ¼	小さじ¼
ごま油	小さじ1	小さじ1

作り方

① 豚肉は、ひと口大に切る。ピーマンは乱切りに、キャベツはざく切りにする。

② フライパンに水を入れ、沸騰させる。沸騰したら、**1**の豚肉をさっとゆでて、とり出す。

③ フライパンの湯を捨て、ペーパータオルなどで水けをふき、ごま油を入れて中火で熱し、ピーマン、キャベツ、水大さじ3を入れ、ふたをして蒸し焼きにする。

④ しんなりとしたら **2** を戻し入れ、**A** を加えてあえる。

もっとおいしく 4

肉は先にゆでて脂を落とす
肉は、炒める前に熱湯でさっとゆでておきます。このひと手間で肉の余分な脂が落ち、エネルギーも減らせます。ゆですぎると肉がかたくなってしまうので、火が通る程度にします。

おすすめ献立例

+ オクラの ザーサイあえ

▶P88

+ チンゲン菜とザーサイの中華スープ

▶P136

▼この料理の栄養価（1人分）

1日の摂取カロリー 1200～1500kcalの人		1日の摂取カロリー 1600～1800kcalの人	
エネルギー	212kcal	エネルギー	258kcal
塩分	0.8g	塩分	0.8g
炭水化物	8.6g	炭水化物	8.6g
食物繊維	2.0g	食物繊維	2.0g

オクラ2本を豚肉で巻いてボリュームアップ

オクラの豚肉巻き

調理時間 25分

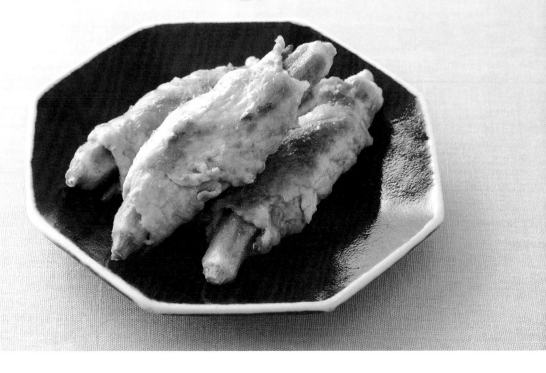

材料(2人分)	1日の摂取カロリー 1200～ 1500kcalの人	1日の摂取カロリー 1600～ 1800kcalの人
豚ロース肉(しゃぶしゃぶ用)	120g	160g
小麦粉	適量	適量
オクラ	12本(84g)	16本(112g)
A 酒	大さじ2	大さじ2
しょうゆ	小さじ1	大さじ½
ゆずこしょう	小さじ¼	小さじ⅓
サラダ油	大さじ½	小さじ2

おすすめ献立例

+ 焼きエリンギの
  おろしあえ

▶P101

+ トマトとみょうが
  のみそ汁

▶P132

作り方

❶ オクラはガクをとり、塩(分量外)をふってまな板などの上で転がし、水で洗い流してうぶ毛をとり、竹串などで数か所ずつ穴をあける。

❷ 豚肉を広げ、小麦粉をまんべんなくふり、1のオクラを互い違いに2本ずつのせ、くるくると巻く。

❸ フライパンを中火にかけてサラダ油を入れて熱し、2の巻き終わりを下にして焼く。ときどき転がして全面に焼き色がついたら、ふたをして蒸し焼きにする。中まで火が通ったら、Aを加えてからめる。

▼この料理の栄養価(1人分)

1日の摂取カロリー 1200～ 1500kcalの人	1日の摂取カロリー 1600～ 1800kcalの人
エネルギー 203kcal	エネルギー 271kcal
塩分 0.7g	塩分 1.0g
炭水化物 6.5g	炭水化物 8.5g
食物繊維 2.2g	食物繊維 3.0g

肉をたたいてマリネするからしっかり味が入る

豚肉のマリネ焼き

調理時間 30分

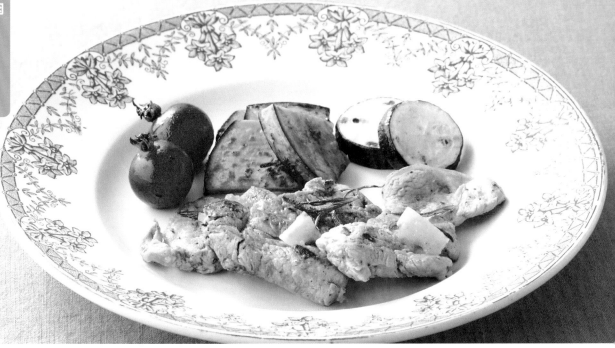

材料（2人分）

材料	1日の摂取カロリー 1200〜1500kcalの人	1日の摂取カロリー 1600〜1800kcalの人
豚ヒレ肉（ブロック）	140g	180g
塩	小さじ¼	小さじ¼
こしょう	少々	少々
ローズマリーなどの生ハーブ	適量	適量
レモン	⅛個	⅛個
オリーブ油	大さじ1	大さじ1
ミニトマト	4個（60g）	4個（60g）
ズッキーニ	¼個（50g）	¼個（50g）
かぼちゃ	60g	60g

おすすめ献立例

+ ブロッコリーと
  サラダ菜のサラダ

▶P87

+ にんじんのカレー
  風味スープ

▶P138

▼この料理の栄養価（1人分）

1日の摂取カロリー 1200〜1500kcalの人		1日の摂取カロリー 1600〜1800kcalの人	
エネルギー	176kcal	エネルギー	199kcal
塩分	0.9g	塩分	0.9g
炭水化物	10.1g	炭水化物	10.2g
食物繊維	2.1g	食物繊維	2.1g

作り方

❶ 豚肉は1cm厚さに切り、麺棒などでたたいて薄くのばす。レモンはいちょう切りにする。ズッキーニは1cm厚さの輪切りに、かぼちゃは1cm厚さのいちょう切りにする。

❷ 豚肉に塩、こしょうをふり、ローズマリーなどのハーブ類、レモン、オリーブ油をもみ込んで、10分程度おく。

❸ フライパンを中火で熱し、❷を焼く。フライパンのあいているスペースでミニトマトとズッキーニ、かぼちゃも焼く。

おすすめ食材　3

ヒレ肉はたたいて薄くする

たたいて薄くした肉をハーブやレモン汁などでマリネすることで、肉に味が入りやすくなります。これにより塩分を抑えてもおいしく食べられます。ヒレ肉はたたいて薄くし、見た目のボリュームを出すことも、満足感アップにつながります。

豚肉と水菜のからしあえ

調理時間 **20**分

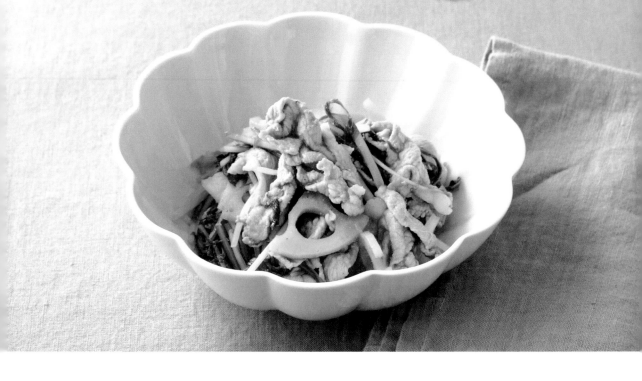

材料(2人分)	1日の摂取カロリー 1200〜 1500kcalの人	1日の摂取カロリー 1600〜 1800kcalの人
豚もも肉(しゃぶしゃぶ用)	160g	200g
れんこん	50g	50g
水菜	1株(50g)	1株(50g)
A だし汁	大さじ1	大さじ1
しょうゆ・酢	各小さじ2	各小さじ2
ごま油	小さじ1	小さじ1
練りからし	小さじ½	小さじ½

作り方

❶ れんこんはいちょう切りに、水菜はざく切りにする。

❷ 鍋に水を入れて沸騰させ、**1** を入れてゆで、ざるにあげる。豚肉も鍋に入れてさっとゆで、ざるにあげる。

❸ ボウルに **2** と **A** を入れて、あえる。

おすすめ献立例

+ ごぼうとセロリ
の塩きんぴら

▶P84

+ なめことオクラ
のみそ汁

▶P133

▼この料理の栄養価(1人分)

1日の摂取カロリー 1200〜 1500kcalの人	1日の摂取カロリー 1600〜 1800kcalの人
エネルギー **155**kcal	エネルギー **181**kcal
塩分 **1.1**g	塩分 **1.1**g
炭水化物 **6.5**g	炭水化物 **6.5**g
食物繊維 **1.3**g	食物繊維 **1.3**g

おすすめ食材 **4**

豚肉は薄切りを使う

豚肉は薄切り肉を使うことで、ボリューム感が出ます。れんこんなど歯ごたえのある食材をプラスすると、食べごたえが出て、満足感のある一品になります。

えのき入りの肉だねをたっぷり食べられる

皮なしシュウマイ

調理時間 **30分**

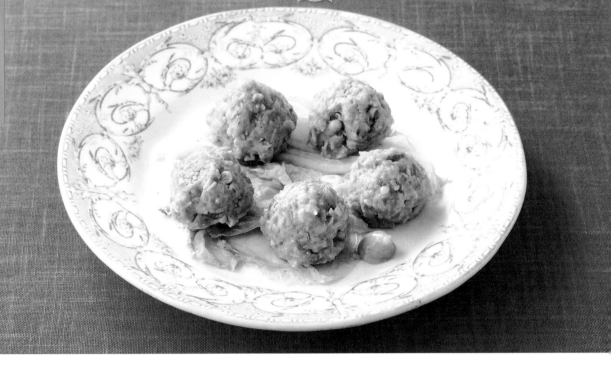

材料(2人分)	1日の摂取カロリー 1200～1500kcalの人	1日の摂取カロリー 1600～1800kcalの人
豚ひき肉	120g	150g
えのきたけ	小1½パック(120g)	約小2パック(150g)
おろししょうが	½かけ分	½かけ分
A 片栗粉	小さじ2	大さじ1
砂糖・しょうゆ・酒	各小さじ1	各小さじ1
ごま油	小さじ1	小さじ1
塩	小さじ⅙	小さじ⅙
こしょう	少々	少々
白菜	½枚(50g)	½枚(50g)
練りからし	少々	少々

カロリーオフのヒケツ 1

シュウマイの皮は意外と高カロリー

シュウマイの皮は1枚8kcalと、意外にエネルギーがあります。1日の摂取カロリーが1200～1500kcalの人の場合、皮ありだと4個が1食分の目安ですが、皮なしだと5個食べられます。具だけで楽しんで。

作り方

① えのきたけは石づきをとって粗みじん切りにする。

② ボウルに豚ひき肉、**1**、おろししょうが、**A**を入れて合わせ、よく混ぜる。10等分にして団子状に丸める。

③ 蒸気が上がった蒸し器に白菜をしき、**2**を並べ、10～15分間蒸す。電子レンジ(600W)なら、5～7分間加熱する。

④ 器に盛り、練りからしをそえる。

おすすめ献立例

+ オクラの
ねぎ塩炒め

▶P88

+ たけのことキムチ
の韓国風スープ

▶P137

▼この料理の栄養価(1人分)

1日の摂取カロリー 1200～1500kcalの人	1日の摂取カロリー 1600～1800kcalの人
エネルギー 190kcal	エネルギー 231kcal
塩分 1.1g	塩分 1.1g
炭水化物 10.4g	炭水化物 12.7g
食物繊維 2.8g	食物繊維 3.3g

蒸し煮にして味は最後にからめる

鶏ささみのチンジャオロースー

調理時間
20分

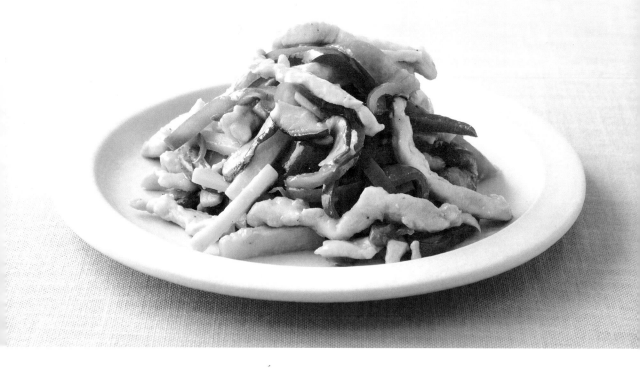

材料(2人分)

	1日の摂取カロリー 1200～1500kcalの人	1日の摂取カロリー 1600～1800kcalの人
鶏ささみ	3本(135g)	4本(180g)
A酒・片栗粉	各大さじ½	各大さじ½
しょうゆ	小さじ½	小さじ½
しょうが汁	小さじ½	小さじ½
ピーマン(緑・赤)	各小2個(各60g)	各小2個(各60g)
たけのこ(ゆで)	70g	70g
しいたけ	2枚(30g)	2枚(30g)
B酒	大さじ½	大さじ½
砂糖・しょうゆ	各小さじ1	各小さじ1
オイスターソース	小さじ1	小さじ1
おろしにんにく	少々	少々
サラダ油	大さじ1	大さじ1

作り方

1 鶏ささみは細切りにし、**A** をもみ込む。ピーマンとたけのこは細切りに、しいたけは軸をとり、薄切りにする。

2 フライパンにサラダ油小さじ1を熱し、中火で**1**の野菜を炒める。火が通ったら、水大さじ2を加えてふたをし、2分程度蒸し煮にする。ふたをとって水分をとばし、とり出す。

3 フライパンに残りのサラダ油を熱し、鶏ささみを炒める。色が変わったら**2**を戻し入れ、**B** をからめる。

おすすめ献立例

+ しらたきの
  春雨サラダ風

  ▶P105

+ きゅうりとわかめ
  の韓国風スープ

  ▶P137

▼この料理の栄養価(1人分)

1日の摂取カロリー 1200～1500kcalの人	1日の摂取カロリー 1600～1800kcalの人
エネルギー **170kcal**	エネルギー **192kcal**
塩分 1.1g	塩分 1.1g
炭水化物 11.4g	炭水化物 11.4g
食物繊維 3.1g	食物繊維 3.1g

粉チーズが入った衣がおいしい

鶏肉のピカタ

調理時間 **25分**

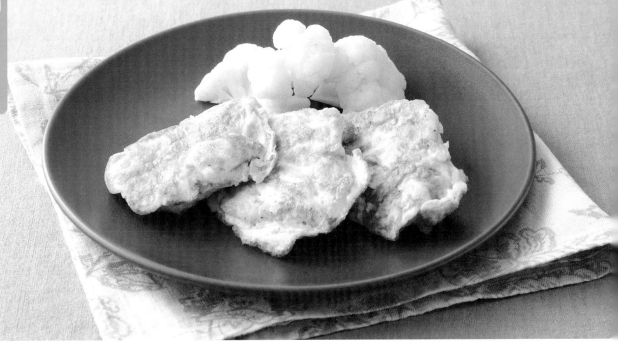

材料(2人分)

	1日の摂取カロリー 1200〜 1500kcalの人	1日の摂取カロリー 1600〜 1800kcalの人
鶏むね肉(皮つき)	大½枚(120g)	1枚(160g)
塩・こしょう	各少々	各少々
小麦粉	適量	適量
卵	1個(53g)	1個(53g)
粉チーズ	大さじ1	大さじ1
オリーブ油	小さじ1	小さじ1
カリフラワー	⅕個(60g)	⅕個(60g)

作り方

1 鶏肉は、ひと口大のそぎ切りにする。塩、こしょうをふり、小麦粉をまぶす。カリフラワーは、小房に分けてゆでておく。

2 割りほぐした卵に粉チーズを混ぜて、卵液を作る。1の鶏肉を卵液にくぐらせる。フライパンにオリーブ油を入れて中火で熱し、鶏肉を両面こんがりと焼き色がつくまで焼く。

3 器に盛り、カリフラワーをそえる。

おすすめ献立例

+ モロヘイヤと
コーンのカレー煮

▶P90

+ トマトジュースの
ガスパチョ風

▶P139

▼この料理の栄養価(1人分)

1日の摂取カロリー 1200〜 1500kcalの人	1日の摂取カロリー 1600〜 1800kcalの人
エネルギー **180kcal**	エネルギー **222kcal**
塩分 **0.5g**	塩分 **0.6g**
炭水化物 **6.8g**	炭水化物 **10.2g**
食物繊維 **1.0g**	食物繊維 **1.2g**

おいしい減塩のポイント **4**

衣に粉チーズを使う

ピカタの衣になる卵に粉チーズを混ぜることで、衣にコクが出ます。塩などの調味料を使わなくても薄味に感じず、満足感があります。また、付け合わせの野菜をゆでるときは、湯に塩を入れないこと。

片栗粉でうまみを閉じ込める

鶏肉の湯引き

調理時間 **25分**

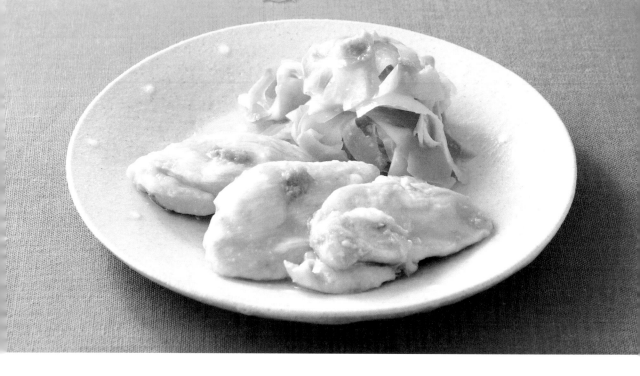

材料（2人分）

	1日の摂取カロリー 1200〜1500kcalの人	1日の摂取カロリー 1600〜1800kcalの人
鶏むね肉（皮つき）	小1枚（160g）	1枚（200g）
酒	大さじ1	大さじ1
片栗粉	適量	適量
にんじん	小½本（70g）	小½本（70g）
大根	⅓本（70g）	⅓本（70g）
A おろししょうが	1かけ分	1かけ分
┘ ポン酢しょうゆ	大さじ1½	大さじ1½

作り方

1 鶏肉は、ひと口大のそぎ切りにし、酒をふってなじませる。にんじんと大根は、それぞれピーラーでリボン状に切る。

2 鍋に湯を沸騰させ、**1**のにんじんと大根をさっとゆで、ざるにあげる。

3 **1**の鶏肉の水けをきり、片栗粉をまぶして、**2**の鍋でさっとゆでる。冷水にとり、冷ます。

4 ボウルに**2**と**3**を入れ、混ぜ合わせた**A**であえる。

おすすめ献立例

+ えのきの
梅肉あえ
▶P100

+ かぶとかぶの葉、
油揚げのみそ汁
▶P133

▼この料理の栄養価（1人分）

1日の摂取カロリー 1200〜1500kcalの人	1日の摂取カロリー 1600〜1800kcalの人
エネルギー **155kcal**	エネルギー **197kcal**
塩分 **1.1g**	塩分 **1.2g**
炭水化物 **12.1g**	炭水化物 **15.7g**
食物繊維 **1.5g**	食物繊維 **1.5g**

> **もっとおいしく 5**
>
> **鶏むね肉は片栗粉をまぶす**
>
> 鶏むね肉は脂肪が少ないため、パサつきがちです。今回のレシピでは片栗粉をまぶしてからゆでることで、うまみを閉じ込めるため、しっとり感があります。皮をとり除けば、脂質やエネルギーをさらに控えられます。

肉だねは薄味にして甘辛あんをかけて食べる

しいたけの鶏ひき肉詰め

調理時間
25分

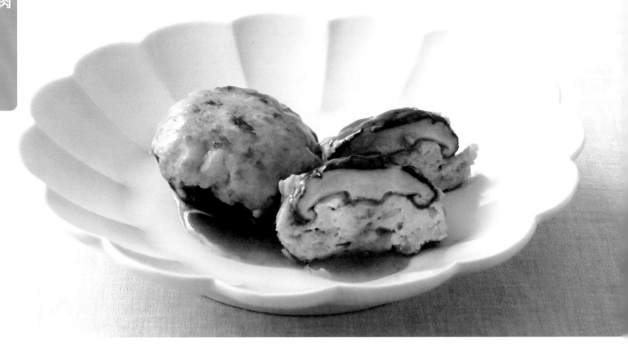

材料(2人分)

	1日の摂取カロリー 1200～1500kcalの人	1日の摂取カロリー 1600～1800kcalの人
鶏ひき肉	120g	180g
しいたけ	4枚(60g)	6枚(90g)
長ねぎ	10cm(17g)	15cm(26g)
しょうが汁	小さじ½	小さじ½
塩	小さじ⅙	小さじ¼
片栗粉	小さじ1	大さじ½
ごま油	小さじ1	小さじ1
Aだし汁	½カップ	½カップ
┊しょうゆ・みりん	各小さじ1	各小さじ1
水溶き片栗粉*	大さじ1	大さじ1

*片栗粉大さじ½を同量の水で溶く

おすすめ献立例

+ モロヘイヤの白あえ

▶P91

+ トマトとみょうがのみそ汁

▶P132

▼この料理の栄養価(1人分)

1日の摂取カロリー 1200～1500kcalの人		1日の摂取カロリー 1600～1800kcalの人	
エネルギー	158kcal	エネルギー	217kcal
塩分	1.1g	塩分	1.4g
炭水化物	9.3g	炭水化物	11.2g
食物繊維	1.7g	食物繊維	2.5g

作り方

❶ 長ねぎはみじん切りにする。しいたけは石づきをとる。

❷ ボウルに鶏ひき肉、❶の長ねぎ、しょうが汁、塩、片栗粉を合わせてよく混ぜ、しいたけに詰める。

❸ フライパンにごま油を入れて中火で熱し、❷の肉を詰めたほうを下にして焼く。焼き色がついたら裏返し、Aを加えてふたをして、肉に火が通るまで煮る。

❹ 水溶き片栗粉を加えて、とろみをつける。

おすすめ食材 5

しいたけは動脈硬化を予防する

しいたけには、エリタデニンという特有の成分が含まれています。動脈硬化を予防して、血液をサラサラにする効果があります。水溶性なので、干ししいたけを使う場合には、戻し汁まで使うようにします。

皮目から焼いて脂を落とし、カリカリに仕上げる

チキンソテー

調理時間 **20分**

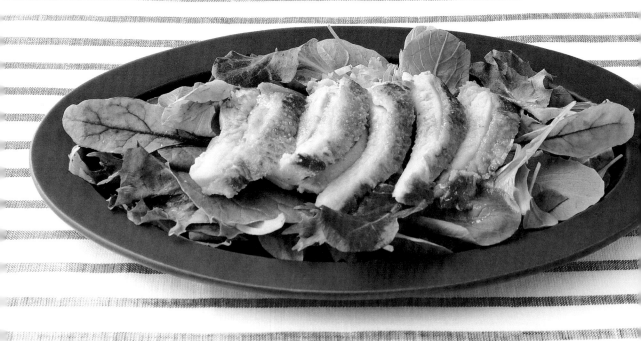

材料(2人分)

	1日の摂取カロリー 1200〜1500kcalの人	1日の摂取カロリー 1600〜1800kcalの人
鶏もも肉(皮つき)	小1枚(160g)	1枚(200g)
塩	小さじ¼	小さじ¼
こしょう	少々	少々
ベビーリーフ	1パック(50g)	1パック(50g)
A エキストラバージン オリーブ油	小さじ1	大さじ½
バルサミコ酢	小さじ1	小さじ1

作り方

1 鶏肉に塩、こしょうをふる。

2 フライパンを中火で熱し、**1**を皮目を下にして入れ、フライ返しなどで押しつけ、余計な脂を落として、火を通す。

3 鶏肉をとり出して、そぎ切りにする。

4 器にベビーリーフを盛り、**3**をのせる。食べる直前に混ぜ合わせた **A** を鶏肉にかける。

おすすめ献立例

+ ひじきとトマト のサラダ
▶P99

+ 長ねぎのオニオン グラタン風スープ
▶P139

▼この料理の栄養価(1人分)

1日の摂取カロリー 1200〜1500kcalの人	1日の摂取カロリー 1600〜1800kcalの人
エネルギー **177kcal**	エネルギー **223kcal**
塩分 0.9g	塩分 0.9g
炭水化物 1.2g	炭水化物 1.2g
食物繊維 0.7g	食物繊維 0.7g

もっとおいしく 6

できるだけ皮の脂を落とすこと

糖尿病をはじめとする生活習慣病の改善のためには、鶏肉は皮をとり除いてから使いたいもの。でも、皮目をフライパンに押しつけ、脂をできるだけ落とせば皮ごと食べられます。皮がカリカリになって香ばしく。

鶏の蒸し汁のうまみでもやしがたっぷり食べられる

鶏肉ともやしの蒸し煮

調理時間 25分

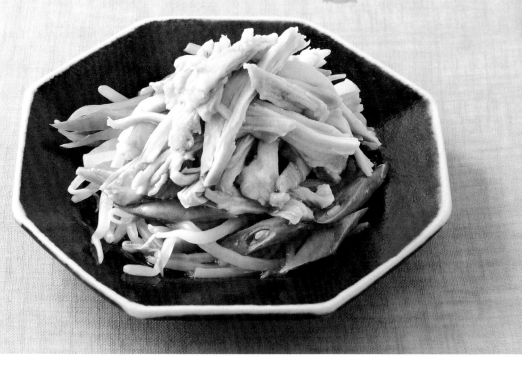

材料(2人分)

	1日の摂取カロリー 1200〜1500kcalの人	1日の摂取カロリー 1600〜1800kcalの人
鶏もも肉(皮なし)	½枚(160g)	小1枚(200g)
塩	少々	少々
もやし	½袋(100g)	½袋(100g)
いんげん	50g	50g
酒	大さじ1	大さじ1
オイスターソース	小さじ1	小さじ1

作り方

① 鶏肉は2等分に切る。もやしはひげ根をとり、いんげんは食べやすい長さに斜めに切る。

② 耐熱皿にもやしといんげんを広げ、鶏肉をのせて塩をふり、酒をふりかけ、ラップをして電子レンジ(600W)で3分間加熱する。そのまま10分程度蒸らし、鶏肉は食べやすい大きさに裂く。蒸し汁はとっておく。

③ 2の蒸し汁大さじ1とオイスターソースを合わせる。

④ 器に、2のもやし、いんげん、鶏肉の順に盛り、3をかける。

おすすめ献立例

+ ごぼうの ピリ辛炒め

▶P85

+ トマトとみょうが のみそ汁

▶P132

▼この料理の栄養価(1人分)

1日の摂取カロリー 1200〜1500kcalの人		1日の摂取カロリー 1600〜1800kcalの人	
エネルギー	108kcal	エネルギー	130kcal
塩分	0.7g	塩分	0.8g
炭水化物	3.4g	炭水化物	3.4g
食物繊維	1.3g	食物繊維	1.3g

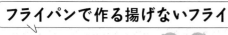

フライパンで作る揚げないフライ

あじフライ

調理時間 **20分**

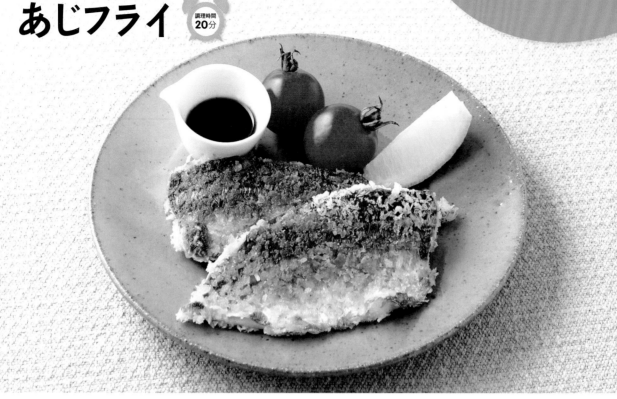

材料(2人分)

	1日の摂取カロリー 1200〜1500kcalの人	1日の摂取カロリー 1600〜1800kcalの人
あじ	2尾(140g)	3尾(210g)
塩・こしょう	各少々	各少々
A 小麦粉	大さじ2	大さじ2
┗ 牛乳	大さじ1½	大さじ1½
パン粉*	大さじ3	大さじ3
サラダ油	大さじ1	大さじ1
ミニトマト	4個(60g)	4個(60g)
レモン(くし形切り)	2切れ	2切れ
ウスターソース	小さじ2	小さじ2

*できるだけ目の細かいもの

作り方

❶ あじは三枚におろして、塩、こしょうをふる。

❷ A を混ぜ合わせて **1** にからめ、パン粉をまぶす。

❸ フライパンにサラダ油を入れて中火で熱し、**2** を両面じっくり焼く。

❹ 器に **3** をのせ、ミニトマト、レモン、ウスターソースをそえる。

おすすめ献立例

＋ 長いもの
のりわさびあえ

▶P107

＋ キャベツと玉ねぎ
のみそ汁

▶P132

▼この料理の栄養価(1人分)

1日の摂取カロリー 1200〜1500kcalの人		1日の摂取カロリー 1600〜1800kcalの人	
エネルギー	204kcal	エネルギー	243kcal
塩分	1.1g	塩分	1.2g
炭水化物	14.5g	炭水化物	14.6g
食物繊維	0.9g	食物繊維	0.9g

血糖値を抑えるワザ **2**

揚げ物は**フライパンで作る**

揚げ物は、フライパンを使うと少量の油で作ることができ、余分なエネルギーをカットできます。また、できるだけ目の細かいパン粉を使うと、吸収する油の量を控えられ、さらにエネルギーを抑えられます。

さまざまな香味野菜とポン酢の風味でいただく

あじの薬味マリネ

調理時間 15分

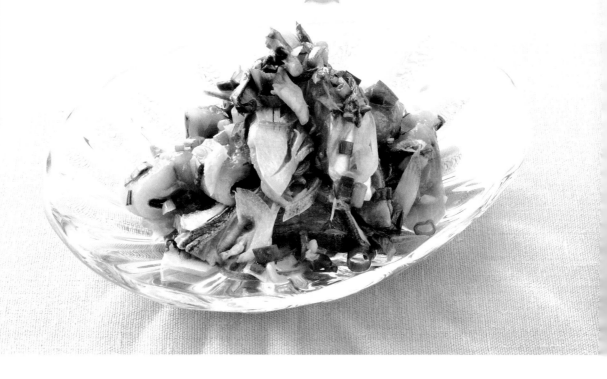

材料(2人分)

材料(2人分)	1日の摂取カロリー 1200〜1500kcalの人	1日の摂取カロリー 1600〜1800kcalの人
あじ	2尾(140g)	3尾(210g)
塩・こしょう	各少々	各少々
青じそ	5枚	7枚
みょうが	2個(20g)	3個(30g)
小ねぎ	5本(25g)	7本(35g)
ポン酢しょうゆ	小さじ2	大さじ1
オリーブ油	小さじ1	大さじ½

作り方

❶ あじは三枚におろして、ひと口大のそぎ切りにし、塩、こしょうをふる。青じそはせん切りに、みょうがは斜め薄切りに、小ねぎは小口切りにする。

❷ ボウルに❶とポン酢しょうゆ、オリーブ油を入れてあえる。

おすすめ献立例

+ モロヘイヤの白あえ

▶P91

+ かぼちゃとわかめのみそ汁

▶P134

▼この料理の栄養価(1人分)

1日の摂取カロリー 1200〜1500kcalの人		1日の摂取カロリー 1600〜1800kcalの人	
エネルギー	106kcal	エネルギー	157kcal
塩分	1.0g	塩分	1.3g
炭水化物	2.0g	炭水化物	2.6g
食物繊維	0.7g	食物繊維	1.0g

血糖値を抑えるワザ 3

生で食べてEPAをとる

さば、いわし、あじをはじめとする青魚は、生で食べることで、火を通すよりEPA（エイコサペンタエン酸）やDHA（ドコサヘキサエン酸）を多く摂取することができます。特にEPAは体内で作ることができないので、食品から摂取することが重要です（→ P20）。

ぶりのゆずこしょう焼き

調理時間 **20分**

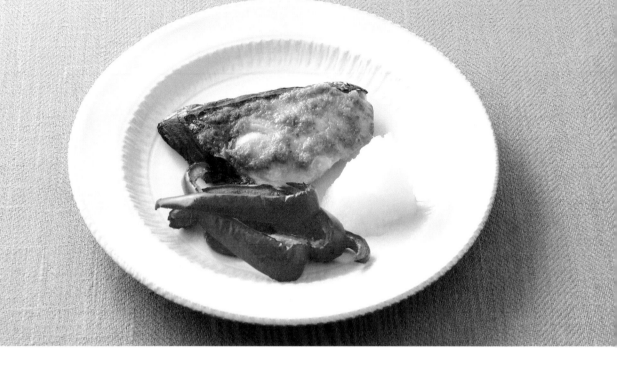

材料(2人分)

	1日の摂取カロリー 1200〜 1500kcalの人	1日の摂取カロリー 1600〜 1800kcalの人
ぶり	小2切れ(140g)	2切れ(180g)
A ゆずこしょう	小さじ1	小さじ1強
┗ 酒	小さじ½	小さじ½
赤パプリカ	½個(60g)	½個(60g)
大根おろし	100g	100g

作り方

① 赤パプリカは縦に1cm幅に切る。

② ぶりの表面に、混ぜ合わせた **A** を塗り、魚焼きグリルで**1**と一緒にこんがり焼き色がつくまで焼く。

③ **2**を器に盛り、大根おろしをそえる。

おすすめ献立例

+ 自家製
なめたけ

▶P101

+ かぶとかぶの葉、
油揚げのみそ汁

▶P133

▼この料理の栄養価(1人分)

1日の摂取カロリー 1200〜 1500kcalの人		1日の摂取カロリー 1600〜 1800kcalの人	
エネルギー	173kcal	エネルギー	218kcal
塩分	0.8g	塩分	1.1g
炭水化物	4.7g	炭水化物	4.9g
食物繊維	1.3g	食物繊維	1.4g

おすすめ食材 6

ぶりは動脈硬化を予防する

ぶりには、脂質の酸化を防ぐビタミン B_2、Eが豊富。特に血合いの部分に多く含まれます。これらの栄養成分は動脈硬化を予防するはたらきがあり、またコレステロールを低下させます。血合いを残してしまう人もいますが、残さず食べましょう。

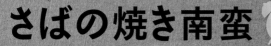

焼きさばを甘酢でさっぱりと

さばの焼き南蛮

調理時間 **30**分

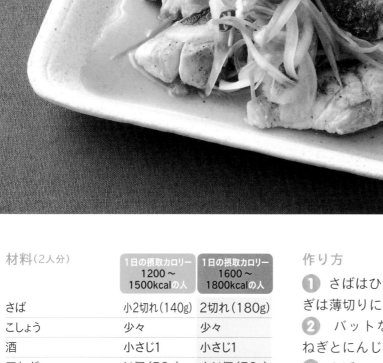

材料(2人分)

材料(2人分)	1日の摂取カロリー 1200〜1500kcalの人	1日の摂取カロリー 1600〜1800kcalの人
さば	小2切れ(140g)	2切れ(180g)
こしょう	少々	少々
酒	小さじ1	小さじ1
玉ねぎ	¼個(50g)	大¼個(70g)
にんじん	4cm(50g)	4cm(50g)
A 酢	大さじ2	大さじ2½
だし汁	大さじ2	大さじ2½
しょうゆ	大さじ½	小さじ2
砂糖	小さじ1	大さじ½
赤とうがらし (種を除いて小口切り)	½本	½本

作り方

❶ さばはひと口大のそぎ切りにする。玉ねぎは薄切りに、にんじんはせん切りにする。

❷ バットなどに **A** を混ぜ合わせ、**1**の玉ねぎとにんじんを加える。

❸ さばにこしょう、酒をふりかけ、魚焼きグリルで焼き色がつくまで焼く。**2**にさばを加えて 10 分くらいおく。

おすすめ献立例

+ さといもの 塩昆布あえ

▶P106

+ きゅうりとわかめ の韓国風スープ

▶P137

▼この料理の栄養価(1人分)

1日の摂取カロリー 1200〜1500kcalの人		1日の摂取カロリー 1600〜1800kcalの人	
エネルギー	180kcal	エネルギー	231kcal
塩分	0.9g	塩分	1.2g
炭水化物	7.0g	炭水化物	8.9g
食物繊維	1.1g	食物繊維	1.3g

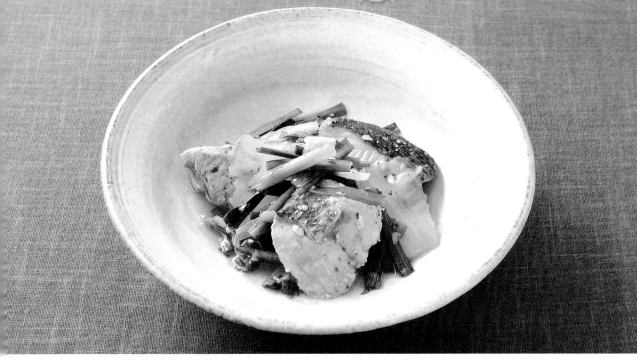

キムチが脂肪を燃やして肥満を改善

さけとキムチの煮物

調理時間 **20分**

材料(2人分)

	1日の摂取カロリー 1200～1500kcalの人	1日の摂取カロリー 1600～1800kcalの人
生さけ	2切れ(160g)	大2切れ(200g)
キムチ	40g	40g
にら	½束(50g)	¾束(75g)
だし汁	½カップ	½カップ
みそ	小さじ1	小さじ1

作り方

① 生さけは、ひと口大に切る。キムチは食べやすい大きさに切り、にらは4cm長さに切る。

② 鍋に水を入れて沸騰させ、**1**の生さけをさっとゆでる。

③ 別の鍋にキムチとだし汁を入れて中火で温め、**2**のさけを加えて5分程度煮る。

④ **3**にみそを溶き入れ、にらを加える。

おすすめ献立例

+ ごぼうの ごま酢あえ

▶P84

+ きゅうりとわかめ の韓国風スープ

▶P137

▼この料理の栄養価(1人分)

1日の摂取カロリー 1200～1500kcalの人		1日の摂取カロリー 1600～1800kcalの人	
エネルギー	116kcal	エネルギー	143kcal
塩分	1.1g	塩分	1.1g
炭水化物	3.0g	炭水化物	3.5g
食物繊維	1.3g	食物繊維	1.6g

おすすめ食材　7

キムチは肥満改善に役立つ

キムチに使われているとうがらしには、カプサイシンという成分が含まれています。この成分には、代謝を活発にして脂肪燃焼を促す効果があり、肥満を予防・改善します。

ホイルで包み、うまみを逃さない

さけときのこのホイル焼き

調理時間 20分

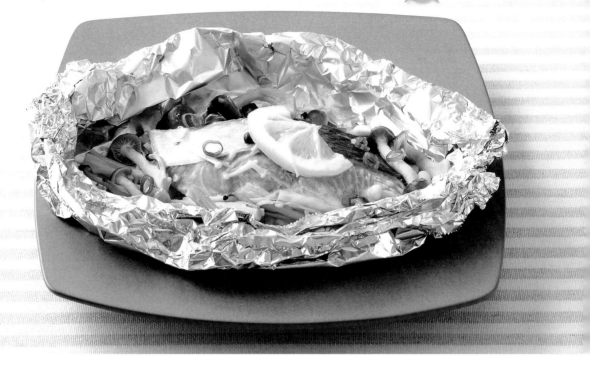

材料(2人分)

	1日の摂取カロリー 1200〜1500kcalの人	1日の摂取カロリー 1600〜1800kcalの人
生さけ	2切れ(160g)	大2切れ(200g)
塩	小さじ⅙	小さじ¼
こしょう	少々	少々
しめじ	½パック(45g)	⅔パック(60g)
えのきたけ	小½束(40g)	½束(60g)
レモン	¼個	¼個
酒	大さじ1	大さじ1½

おすすめ献立例

+ れんこんの
洋風きんぴら

▶P102

+ なめことオクラの
みそ汁

▶P133

●この料理の栄養価(1人分)

1日の摂取カロリー 1200〜1500kcalの人		1日の摂取カロリー 1600〜1800kcalの人	
エネルギー	113kcal	エネルギー	143kcal
塩分	0.7g	塩分	0.9g
炭水化物	3.3g	炭水化物	4.6g
食物繊維	1.6g	食物繊維	2.2g

作り方

❶ しめじは石づきをとってほぐす。えのきたけは、食べやすい長さに切る。レモンは薄切りにする。

❷ さけに塩、こしょうをふる。

❸ アルミホイルを2枚広げて重ね、中央にさけを1切れおき、❶のきのこ類の半量をのせ、レモン半量を上にのせる。仕上げに酒半量をふり、ホイルの口を閉じる。もう1人分同様に作る。

❹ フライパンに❸を入れて中火にし、ふたをして10分程度蒸し焼きにする。

おいしい減塩のポイント 5

きのこのうまみでおいしさアップ

ホイル焼きにすると、魚の良質な油脂を閉じ込めたまま調理できます。きのこも一緒に蒸し焼きにすれば、食物繊維もとれ、食後の血糖値の上昇をゆるやかにします。また、きのこのうまみが魚にしみ込んで、おいしさもアップします。

えびとエリンギのチリソース

調理時間 15分

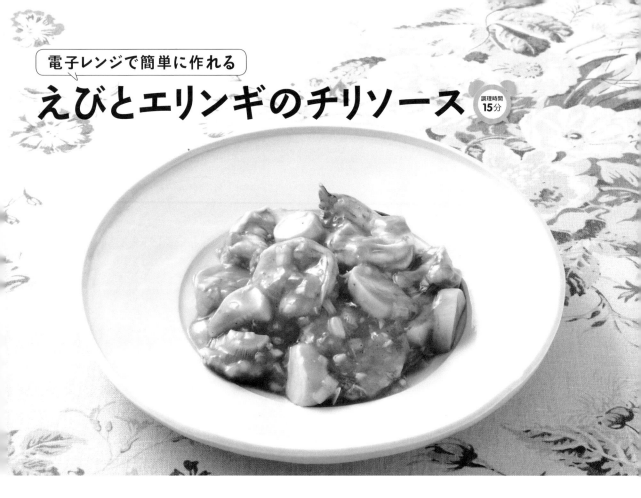

材料（2人分）

	1日の摂取カロリー 1200〜1500kcalの人	1日の摂取カロリー 1600〜1800kcalの人
えび（中）	12尾（180g）	16尾（240g）
塩・こしょう	各少々	各少々
酒	小さじ1	小さじ1
エリンギ	2本（80g）	大2本（100g）
A 長ねぎ（みじん切り）	10cm	15cm
水	大さじ2	大さじ2
トマトケチャップ	大さじ1	大さじ1⅓
ごま油	小さじ1	大さじ1
しょうが（みじん切り）	小さじ1	大さじ½
酢	小さじ1	大さじ½
片栗粉	小さじ1	小さじ1強
砂糖	小さじ½	小さじ½
鶏ガラスープの素（顆粒）	ひとつまみ	ひとつまみ
トウバンジャン	少々	少々

作り方

❶ えびは殻をむき、背わたをとり、塩、こしょう、酒をふる。エリンギは縦半分に裂き、2cm幅に切る。

❷ 耐熱ボウルにAを入れてよく混ぜ、1を加えて全体を混ぜる。ふんわりとラップをして電子レンジ（600W）で2分半加熱する。

おすすめ献立例

＋ ごぼうとセロリの塩きんぴら

▶P84

＋ チンゲン菜とザーサイの中華スープ

▶P136

▼この料理の栄養価（1人分）

1日の摂取カロリー 1200〜1500kcalの人		1日の摂取カロリー 1600〜1800kcalの人	
エネルギー	121kcal	エネルギー	190kcal
塩分	1.0g	塩分	1.2g
炭水化物	7.9g	炭水化物	10.1g
食物繊維	1.8g	食物繊維	2.3g

いかのうまみとだしをきかせて薄味でもおいしく

いかとかぶの煮物

調理時間 20分

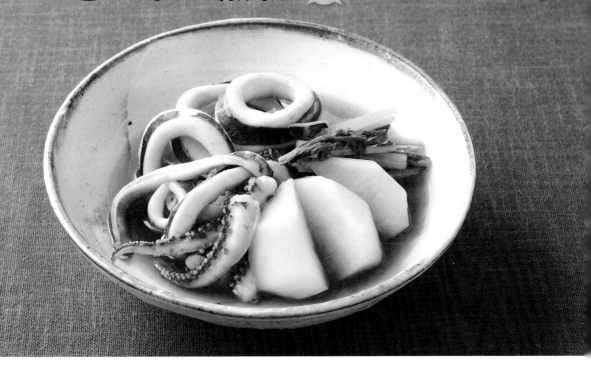

材料（2人分）

	1日の摂取カロリー 1200〜 1500kcalの人	1日の摂取カロリー 1600〜 1800kcalの人
いか	1杯（200g）	1½杯（300g）
かぶ	1個（70g）	2個（140g）
かぶの葉	1個分（35g）	1個分（35g）
A だし汁	¾カップ	¾カップ
しょうゆ・みりん	各小さじ1	各小さじ1

作り方

❶ いかは、胴はさばいて輪切りに、足はぶつ切りにする。かぶはくし形に切り、かぶの葉はさっとゆでて3cm長さに切る。

❷ 鍋に A を入れて中火で熱し、❶のいかをさっと煮てとり出す。

❸ ❷の鍋に、かぶを加えて煮る。かぶに火が通ったら、いかを戻し入れ、かぶの葉を加え、煮汁を含ませる。

おすすめ献立例

+ 切り干し大根の
  コールスロー

  ▶P94

+ トマトとみょうが
  のみそ汁

  ▶P132

▼この料理の栄養価（1人分）

1日の摂取カロリー 1200〜 1500kcalの人	1日の摂取カロリー 1600〜 1800kcalの人
エネルギー 94kcal	エネルギー 138kcal
塩分 1.1g	塩分 1.3g
炭水化物 4.2g	炭水化物 6.0g
食物繊維 1.0g	食物繊維 1.5g

おすすめ食材 8

いかは糖尿病の改善にぴったり

いかには、タウリンがたっぷり。タウリンはインスリンの分泌を整える効果があります。そのほか、血圧やコレステロールの低下、動脈硬化の予防などにも効果が高く、生活習慣病の改善に欠かせない食材のひとつです。

あさりの塩けとしょうがの風味が合う

たらとあさりの中華蒸し

調理時間 **15分**

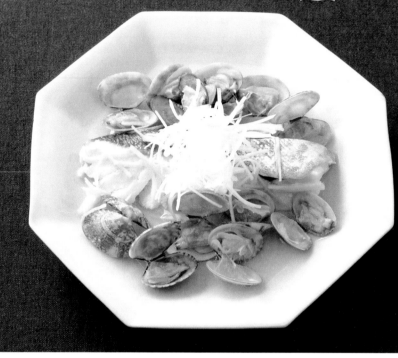

材料(2人分)

	1日の摂取カロリー 1200〜1500kcalの人	1日の摂取カロリー 1600〜1800kcalの人
生たら	小2切れ(160g)	2切れ(200g)
あさり(砂抜き済み)	150g	200g
しょうが	小1かけ	1かけ
紹興酒	大さじ1	大さじ1½
ごま油	小さじ1	大さじ1
長ねぎ	½本(50g)	½本(50g)

作り方

① しょうがはせん切りに、長ねぎは白髪ねぎにする。

② 耐熱皿に、たらを入れ、あさり、**1**のしょうがを広げ、紹興酒とごま油をかけて、ラップをする。電子レンジ(600W)で3分加熱し、そのまま10分程度蒸らす。

③ 器に盛り、白髪ねぎをのせる。

おすすめ献立例

+ しらたきの 春雨サラダ風

▶P105

+ チンゲン菜とザー サイの中華スープ

▶P136

◆この料理の栄養価(1人分)

1日の摂取カロリー 1200〜1500kcalの人	1日の摂取カロリー 1600〜1800kcalの人
エネルギー **95kcal**	エネルギー **148kcal**
塩分 0.9g	塩分 1.2g
炭水化物 3.0g	炭水化物 3.4g
食物繊維 0.7g	食物繊維 0.8g

血糖値を抑えるワザ 4

クロムというミネラルを摂取する

あさりには、クロムというミネラルがたっぷり含まれています。クロムは、不足するとインスリンのはたらきが悪くなるといわれています。年齢とともに体内のクロム量は減少するので、意識して食べたいものです。

56

発酵食品が高血糖の改善に効果的

さわらのヨーグルト みそ漬け焼き

調理時間 **10分** （漬け込む時間は除く）

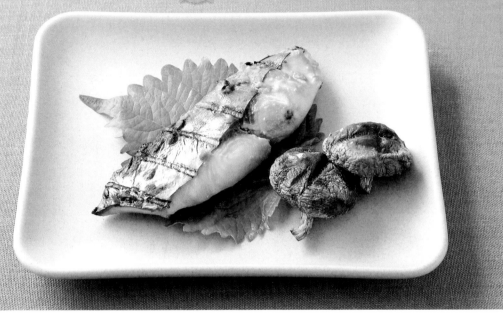

材料（2人分）

	1日の摂取カロリー 1200〜1500kcalの人	1日の摂取カロリー 1600〜1800kcalの人
さわら	2切れ（160g）	大2切れ（200g）
みそ・ヨーグルト（無糖）	各大さじ1	各大さじ1⅓
しいたけ	4枚（60g）	6枚（90g）
青じそ	2枚	2枚

作り方

❶ みそとヨーグルトを合わせたものに、さわらを漬け込み、30分ほどおく。

❷ ❶のさわらのたれをぬぐい、しいたけとともに魚焼きグリルで6〜8分程度焼く。

❸ 青じそをしいた器に盛る。

おすすめ献立例

+ れんこんの からしあえ

▶P103

+ かぶとかぶの葉、 油揚げのみそ汁

▶P133

▼この料理の栄養価（1人分）

1日の摂取カロリー 1200〜1500kcalの人		1日の摂取カロリー 1600〜1800kcalの人	
エネルギー	149kcal	エネルギー	188kcal
塩分	0.8g	塩分	1.0g
炭水化物	3.4g	炭水化物	4.9g
食物繊維	1.8g	食物繊維	2.6g

おいしい減塩のポイント❻

漬け込むと減塩でも味がいきわたる
今回のレシピのみそだれは、ヨーグルトと合わせて、西京焼きのように仕上げています。みその量を少なくしても、減塩レシピと気づかないくらいしっかりと味がしみ込んでいます。今回はさわらを使っていますが、かじきやさけ、ぶりでもおいしくできます。

かじきのナポリタン炒め

調理時間
20分

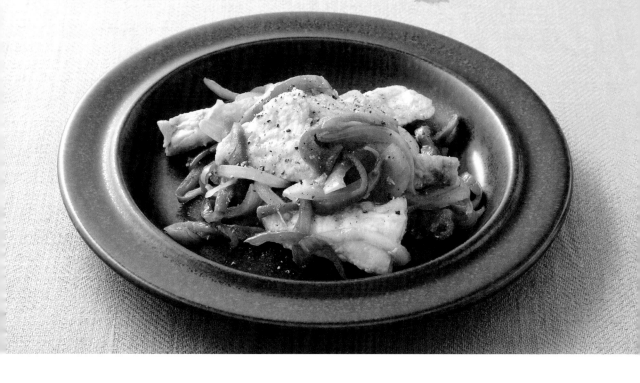

材料（2人分）

	1日の摂取カロリー 1200〜1500kcalの人	1日の摂取カロリー 1600〜1800kcalの人
かじき	小2切れ（160g）	2切れ（200g）
塩・こしょう	各少々	各少々
小麦粉	少々	少々
オリーブ油	小さじ2	小さじ2
玉ねぎ	¼個（50g）	大¼個（80g）
ピーマン	2個（60g）	大2個（80g）
A トマトケチャップ	小さじ2	小さじ2
┌ ウスターソース	小さじ1	小さじ1
└ 白ワイン	小さじ1	小さじ1

おすすめ献立例

+ ブロッコリーと
  もやしのスープ煮

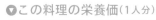

▶P86

+ 長ねぎのオニオン
  グラタン風スープ

▶P139

作り方

❶ 玉ねぎとピーマンは、それぞれ薄切りにする。

❷ フライパンに湯を沸かし、サラダ油少々（分量外）を加えて、**1**をさっとゆで、ざるにあげる。

❸ かじきは斜めそぎ切りにし、塩、こしょうをふり、小麦粉をまぶす。

❹ **2**のフライパンをふいて、オリーブ油を入れて中火で熱し、かじきを両面、焼き色がつくまで焼く。

❺ **2**の玉ねぎとピーマンを入れて、なじんだら、**A**を加えてからめる。

❻ 器に盛り、粗びきこしょう少々（分量外）をふる。

▼この料理の栄養価（1人分）

	1日の摂取カロリー 1200〜1500kcalの人	1日の摂取カロリー 1600〜1800kcalの人
エネルギー	190kcal	225kcal
塩分	0.8g	0.8g
炭水化物	10.2g	12.0g
食物繊維	1.3g	1.8g

シンプルな味つけで素材のうまみを楽しむ

たいとわかめの蒸し煮

 調理時間 20分

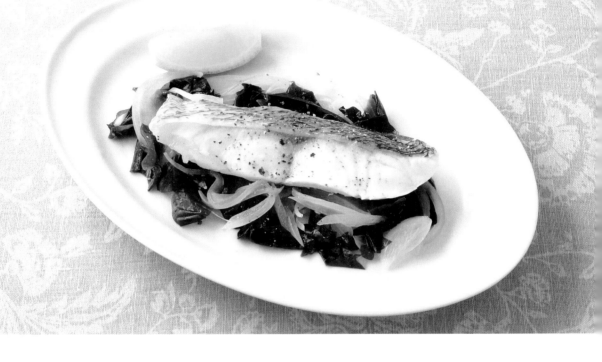

材料(2人分)	1日の摂取カロリー 1200〜1500kcalの人	1日の摂取カロリー 1600〜1800kcalの人
たい	2切れ(160g)	大2切れ(200g)
わかめ(塩蔵)	20g	30g
玉ねぎ	¼個(50g)	大¼個(60g)
塩	小さじ⅙	小さじ⅙
白ワイン	大さじ2	大さじ3
オリーブ油	小さじ1	大さじ½
レモン(くし形切り)	2切れ	2切れ

作り方

① わかめは水で戻し、食べやすい大きさに切る。玉ねぎは薄切りにする。

② フライパンに1を広げ、たいをのせて、塩をふり、白ワインとオリーブ油をかけてふたをする。中火にかけ、蒸し焼きにする。

③ 器に盛り、レモンをそえる。

おすすめ献立例

+ さといもの和風ポテサラ ▶P106

+ なめことオクラのみそ汁 ▶P133

▼この料理の栄養価(1人分)

	1日の摂取カロリー 1200〜1500kcalの人	1日の摂取カロリー 1600〜1800kcalの人
エネルギー	158kcal	202kcal
塩分	0.8g	0.9g
炭水化物	3.3g	4.2g
食物繊維	0.9g	1.2g

おいしい減塩のポイント 7

柑橘類を味方につける

食べる直前に、レモンなど柑橘類のしぼり汁をふりかけるのがおすすめ。ひとしぼりで塩味が増して感じられ、味にメリハリが出て、おいしくなります。

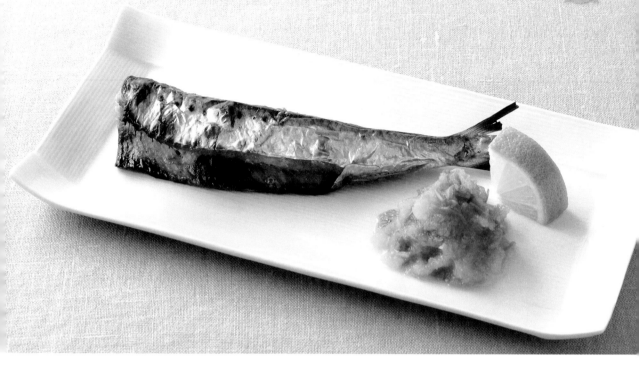

大根の辛み成分には油の酸化を抑えるはたらきが

いわしの塩焼き なめこおろしぞえ

調理時間 **25分**

材料(2人分)

材料	1日の摂取カロリー 1200～1500kcalの人	1日の摂取カロリー 1600～1800kcalの人
いわし	大2尾(160g)	中4尾(240g)
塩	少々	少々
大根	4cm(100g)	4cm(100g)
なめたけ*(市販)	大さじ2	大さじ2
レモン(いちょう切り)	2切れ	2切れ

*なめたけは手作りするとさらに減塩できる(P101)

作り方

1 いわしは頭と腹わたをとる。大根はすりおろして、水けを軽くきる。

2 いわしに塩をふり、出てきた水けをしっかりふきとり、魚焼きグリルで10～15分程度焼く。

3 いわしを器に盛り、**1**の大根おろしとなめたけを合わせたものとレモンをそえる。

おすすめ献立例

+ 切り干し大根と
  パプリカのソース炒め

▶P95

+ かぼちゃとわかめ
  のみそ汁

▶P134

▼この料理の栄養価(1人分)

	1日の摂取カロリー 1200～1500kcalの人	1日の摂取カロリー 1600～1800kcalの人
エネルギー	145kcal	207kcal
塩分	1.0g	1.1g
炭水化物	5.1g	5.2g
食物繊維	1.3g	1.3g

おすすめ食材 9

天然の降圧剤が含まれる

いわしにはDHAやEPA(→P20)のほかに、〝いわしペプチド〟と呼ばれる成分が含まれています。この成分は「天然の降圧剤」といわれるほど、血圧を下げる効果があります。

スパイシーな香りと味で大満足

さんまのカレー風味照り焼き

調理時間 **20分**

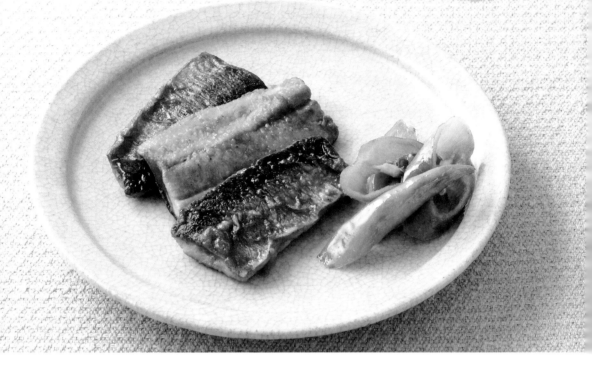

材料（2人分）

	1日の摂取カロリー 1200〜 1500kcalの人	1日の摂取カロリー 1600〜 1800kcalの人
さんま	1尾（100g）	大1尾（120g）
小麦粉	適量	適量
万願寺とうがらし	1本（30g）	1本（30g）
A 水	大さじ1	大さじ1
しょうゆ・みりん	各小さじ2	各小さじ2
カレー粉	小さじ¼	小さじ¼
サラダ油	小さじ1	小さじ1

作り方

1 さんまは三枚におろし、ひと口大に切り、小麦粉を薄くまぶす。万願寺とうがらしは、斜めに切る。

2 フライパンにサラダ油を入れて中火で熱し、**1**のさんまを入れて両面焼き色がつくまで焼く。**A**を加えて、からめる。あいているところでとうがらしを炒める。

おすすめ献立例

+ オクラの なめたけあえ

▶P89

+ ほうれん草と しいたけのすまし汁

▶P135

▼この料理の栄養価（1人分）

1日の摂取カロリー 1200〜 1500kcalの人	1日の摂取カロリー 1600〜 1800kcalの人
エネルギー **197kcal**	エネルギー **228kcal**
塩分 **1.1g**	塩分 **1.1g**
炭水化物 **8.4g**	炭水化物 **8.9g**
食物繊維 **1.7g**	食物繊維 **1.7g**

おすすめ食材 **10**

DHAやEPAがしっかり摂取できる

さんまはDHAやEPA（→P20）が豊富で、1尾食べると、1日の推奨量が摂取できるといわれるほど。ビタミンDも豊富で、カルシウムが多い食材と組み合わせると、骨粗しょう症の予防にもなります。

大きく切ったきのこでボリュームたっぷり

スパニッシュオムレツ

調理時間 **30分**

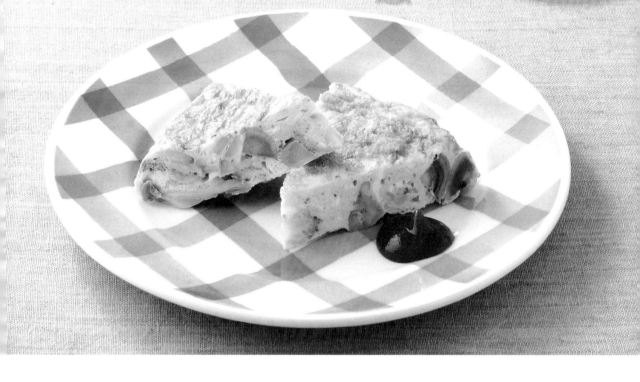

材料(2人分)

	1日の摂取カロリー 1200～ 1500kcalの人	1日の摂取カロリー 1600～ 1800kcalの人
卵	M2個(106g)	M4個(212g)
粉チーズ	大さじ½	小さじ2
塩	小さじ⅛	小さじ⅐
黒こしょう	少々	少々
まいたけ	¼パック(23g)	⅓パック(30g)
マッシュルーム	3個(45g)	4個(60g)
ブロッコリー	⅛株(30g)	⅙株(40g)
オリーブ油	大さじ½	小さじ2
トマトケチャップ	小さじ1	小さじ1⅓

おすすめ献立例

+ ごぼうと
　ひじきのサラダ

▶P85

+ トマトジュースの
　ガスパチョ風

▶P139

▼この料理の栄養価(1人分)

1日の摂取カロリー 1200～ 1500kcalの人		1日の摂取カロリー 1600～ 1800kcalの人	
エネルギー	123kcal	エネルギー	163kcal
塩分	0.7g	塩分	0.9g
炭水化物	2.9g	炭水化物	3.9g
食物繊維	1.7g	食物繊維	2.2g

作り方

1 卵は割りほぐし、粉チーズ、塩、黒こしょうを加えて混ぜる。まいたけは石づきをとってざく切りに、マッシュルームは4等分に切る。ブロッコリーは小房に分ける。

2 できるだけ小さいフライパンにオリーブ油を入れて中火で熱し、まいたけ、マッシュルーム、ブロッコリーを炒める。火が通ったら1の卵液を回し入れ、大きくかき混ぜてふたをし、5～7分中火で蒸し焼きにする。

3 ひっくり返し、1～2分焼いてとり出す。2等分または4等分にして器に盛り、トマトケチャップをそえる。

具に練り物を使わず塩分を抑える

おでん 調理時間 40分

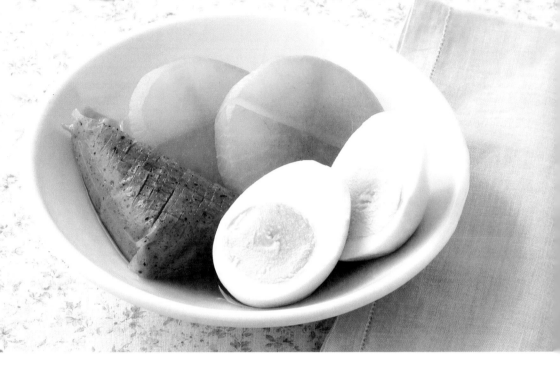

材料(2人分)

	1日の摂取カロリー 1200〜1500kcalの人	1日の摂取カロリー 1600〜1800kcalの人
卵	M2個(106g)	M4個(212g)
大根	約⅛本(120g)	約⅛本(120g)
こんにゃく	½枚(100g)	½枚(100g)
Aだし汁	1カップ	1カップ
┗ しょうゆ・みりん	各小さじ1	各小さじ1
練りからし	小さじ½	小さじ½

作り方

① 卵はゆでておく。大根は厚さを2等分にして、十字に切れ目を入れ、電子レンジ(600W)で2分加熱する。こんにゃくは斜めに2等分にして、表面に細かく切れ目を入れる。

② 鍋にA、1を入れて中火にかけ、沸騰したら弱火にして、20分程度煮込む。

③ 器に盛り、からしをそえる。

おすすめ献立例

+ 切り干し大根とパプリカのソース炒め

▶P95

+ かぼちゃとわかめのみそ汁

▶P134

▼この料理の栄養価(1人分)

1日の摂取カロリー 1200〜1500kcalの人		1日の摂取カロリー 1600〜1800kcalの人	
エネルギー	103kcal	エネルギー	178kcal
塩分	0.9g	塩分	1.1g
炭水化物	6.3g	炭水化物	6.5g
食物繊維	1.9g	食物繊維	1.9g

おいしい減塩のポイント 8

だしは天然の素材からとる

減塩を続けるポイントは、素材がもつうまみや香りを利用すること。「だし」もそのひとつです。かつお節や昆布でだしをとれば塩分はゼロ。このおでんにはしょうゆを小さじ1しか使っていませんが、十分なおいしさです。

具だくさんのあんでボリュームアップ

目玉焼きの甘辛焼き

調理時間 **20分**

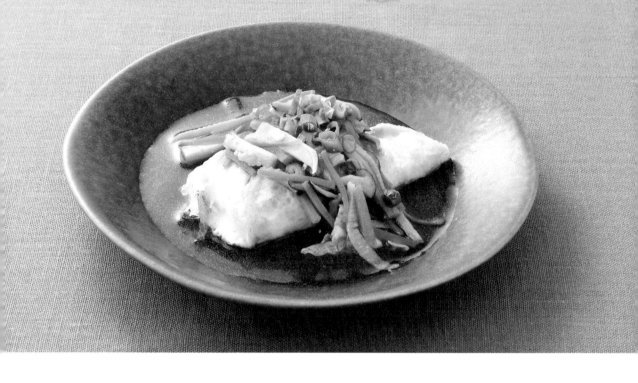

材料(2人分)

	1日の摂取カロリー 1200〜1500kcalの人	1日の摂取カロリー 1600〜1800kcalの人
卵	M2個(106g)	M4個(212g)
たけのこ	20g	20g
しいたけ	1枚(15g)	2枚(30g)
にんじん	20g	40g
A だし汁	¾カップ	¾カップ
しょうゆ・みりん	各小さじ2弱	各小さじ2弱
片栗粉	小さじ½	小さじ½
サラダ油	小さじ1	小さじ2
小ねぎ	少々	少々

おすすめ献立例

+ いんげん豆の
  ベーコン炒め

▶P96

+ トマトジュースの
  ガスパチョ風

▶P139

▼この料理の栄養価(1人分)

1日の摂取カロリー 1200〜1500kcalの人	1日の摂取カロリー 1600〜1800kcalの人
エネルギー **116kcal**	エネルギー **213kcal**
塩分 **1.0g**	塩分 **1.2g**
炭水化物 **5.6g**	炭水化物 **7.2g**
食物繊維 **1.0g**	食物繊維 **1.6g**

作り方

❶ たけのこ、しいたけ、にんじんは、それぞれ細切りにする。

❷ フライパンにサラダ油の半量を入れて中火で熱し、卵1個（1600〜1800kcalの場合は2個）を落とす。あいているところに❶の野菜の半量を入れ、ふたをして蒸し焼きにする。

❸ 卵を二つ折りにして、器に盛る。❷の野菜に A の半量を加えて、とろみがついたら、卵にかけ、小口切りにした小ねぎをふる。同様にもうひとつ作る。

マヨネーズで炒めてコクを出す

卵ともやし、トマトの炒め物

調理時間 **15分**

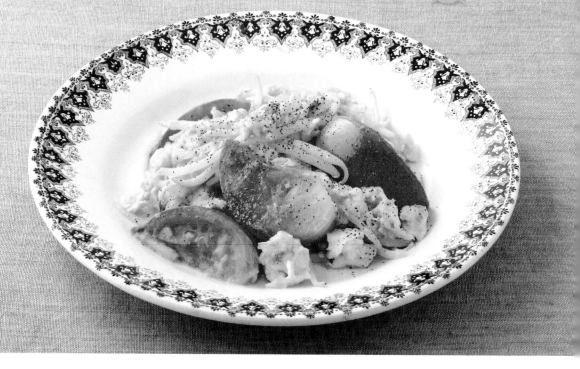

材料(2人分)

	1日の摂取カロリー 1200〜1500kcalの人	1日の摂取カロリー 1600〜1800kcalの人
卵	M4個(212g)	M5個(265g)
もやし	¼袋(50g)	¼袋(50g)
トマト	1個(150g)	1個(150g)
マヨネーズ	小さじ2	小さじ2
サラダ油	小さじ1	大さじ½
塩	小さじ⅙	小さじ⅙
黒こしょう	少々	少々

作り方

❶ 卵は割りほぐしておく。もやしはひげ根をとり、トマトはくし形に切る。

❷ フライパンにマヨネーズを入れて中火で熱し、❶の卵を加えて炒め、とり出す。

❸ フライパンにサラダ油を入れて中火で熱し、❶のもやし、トマトを炒める。しんなりとしたら❷を戻し入れ、塩、黒こしょうで味を調える。

おすすめ献立例

+ チンゲン菜とあさりの中華蒸し

▶P92

+ きくらげととうがんの中華スープ

▶P136

▼この料理の栄養価(1人分)

1日の摂取カロリー 1200〜1500kcalの人		1日の摂取カロリー 1600〜1800kcalの人	
エネルギー	214kcal	エネルギー	260kcal
塩分	1.0g	塩分	1.1g
炭水化物	4.6g	炭水化物	4.8g
食物繊維	1.1g	食物繊維	1.1g

おいしい減塩のポイント 9

トマトは加熱すると甘くなる

トマトは、加熱することで甘みが増します。そのため、調味料の量を抑えても味がしっかり出ます。また、マヨネーズを使うことでコクがプラスされ、満足感もアップします。

野菜もたっぷり食べられる

巣ごもり卵

調理時間 **15分**

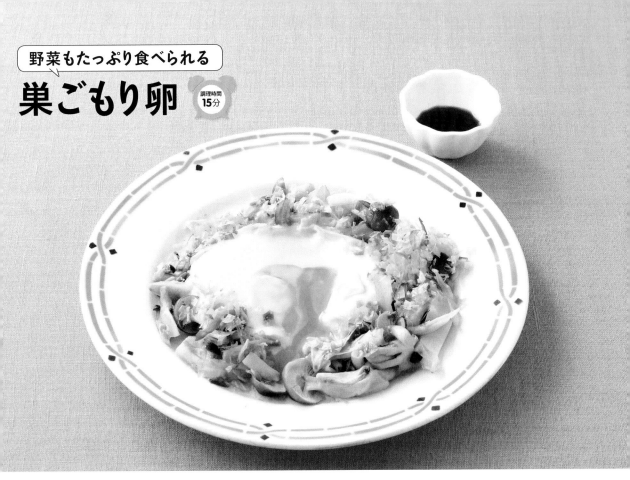

材料(2人分)

	1日の摂取カロリー 1200〜1500kcalの人	1日の摂取カロリー 1600〜1800kcalの人
卵	M2個(106g)	M4個(212g)
キャベツ	2枚(100g)	2枚(100g)
しめじ	1パック(90g)	1パック(90g)
サラダ油	小さじ1	大さじ½
しょうゆ	小さじ2弱	小さじ2弱
かつお節	小1パック(3g)	小1パック(3g)

作り方

1 キャベツは太めのせん切りに、しめじは石づきをとって半分に切り、ほぐす。

2 フライパンにサラダ油の半量を入れて中火で熱し、キャベツとしめじの半量を炒める。

3 しんなりとしたら円形にして、真ん中をあけて土手を作り、卵1個を割り入れてふたをし、1〜2分ほど蒸し焼きにする。

4 器に盛り、かつお節の半量をふりかけ、食べる直前にしょうゆ半量をかける。もう1人分も同様に作る。

おすすめ献立例

+ れんこんの洋風きんぴら

▶P102

+ 長ねぎのオニオングラタン風スープ

▶P139

▼この料理の栄養価(1人分)

1日の摂取カロリー 1200〜1500kcalの人		1日の摂取カロリー 1600〜1800kcalの人	
エネルギー	122kcal	エネルギー	206kcal
塩分	0.9g	塩分	1.1g
炭水化物	5.4g	炭水化物	5.6g
食物繊維	2.5g	食物繊維	2.5g

もっとおいしく 7

旬の野菜を使って作りたい

今回はキャベツとしめじで作っていますが、どんな野菜でもおいしく作れます。旬の野菜や、冷蔵室に入っている野菜でOK。野菜もたんぱく質もしっかりとれる一品です。

郵便はがき

ここに
ハガキ用の切手を
しっかり
貼ってください

1 4 1-8 4 1 5

東京都品川区西五反田2－11－8

株式会社　学研プラス
趣味・実用事業部
趣味・実用編集室

最新改訂版　計算いらず
糖尿病のおいしいレシピ　係

ご住所（〒　　-　　）

お電話番号　　　　Eメールアドレス

お名前（ふりがな）　　　　ご年齢

①ご記入いただいた個人情報（住所や名前など）は、企画の参考にのみ使用いたします。
②お寄せいただいた個人情報に関するお問い合わせは、以下のサイトのお問い合わせフォームよりお願いします。https://gakken-plus.co.jp/contact/
③WEBのご利用環境のない方は、Tel0570-056-710（学研グループ総合案内）よりお問い合わせください。
④当社の個人情報保護については当社ホームページhttps://gakken-plus.co.jp/privacypolicy/をご覧ください。

このたびはご購読いただき、ありがとうございました。
今後の企画開発の参考のため、ご意見をお聞かせください。

1. この本を何で知りましたか？
   [ ]インターネット検索サイト   [ ]書店で見て
   [ ]友人・知人のすすめ   [ ]その他[   ]

2. 本書を選ばれた理由は何ですか。次の中から2つ選んでください。
   [ ]1. 病気対策のレシピがたくさんのっているから
   [ ]2. 適正カロリー摂取量に合わせて作れるから
   [ ]3. 料理が作りやすそうだったから
   [ ]4. 料理がおいしそうだったから
   [ ]5. おすすめ献立がたくさん掲載されているから
   [ ]6. 価格が手ごろだから
   [ ]7. 判型（大きさ）がちょうどいいから
   [ ]8. その他（   ）

3. いろいろある健康レシピ本の中で、本書を選ばれた理由をお書きください。

4. 本書のほかに、健康や病気に関する本をお持ちでしたら、書名と出版
   社名をお書きください。
   書名[   ] 出版社名[   ]
   書名[   ] 出版社名[   ]
   書名[   ] 出版社名[   ]

5. ご感想、ご要望を自由にお書きください。

6. 健康や病気について知りたいこと、「こんなテーマの本がほしい」という
   のがあればお書き下さい。

ご協力ありがとうございました。

具だくさんでボリューム満点

野菜入り卵焼き

調理時間 **15分**

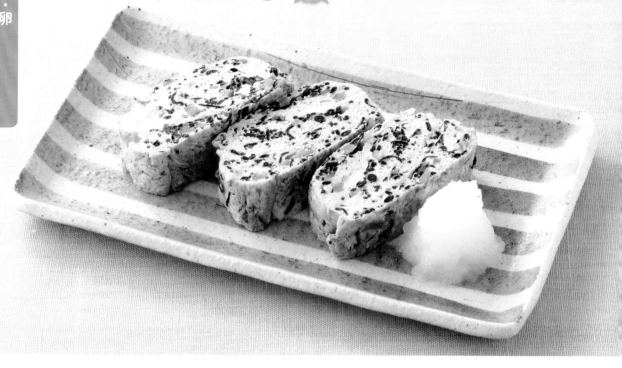

材料(2人分)

	1日の摂取カロリー 1200〜1500kcalの人	1日の摂取カロリー 1600〜1800kcalの人
卵	M3個(159g)	M4個(212g)
ひじき	5g	7g
にんじん	10g	15g
絹さや	2枚(4g)	3枚(6g)
だし汁	¼カップ	70ml
しょうゆ	小さじ1	小さじ1
大根	1.5㎝(50g)	1.5㎝(50g)
サラダ油	小さじ1	小さじ2

おすすめ献立例

+ ミックスビーンズ
  のカレーマリネ

▶P96

+ キャベツと
  玉ねぎのみそ汁

▶P132

▼この料理の栄養価(1人分)

1日の摂取カロリー 1200〜1500kcalの人		1日の摂取カロリー 1600〜1800kcalの人	
エネルギー	144kcal	エネルギー	202kcal
塩分	0.8g	塩分	0.9g
炭水化物	3.7g	炭水化物	4.7g
食物繊維	1.8g	食物繊維	2.4g

作り方

① ひじきは水で戻し、水けをしっかりきる。にんじんは1㎝長さの細切りに、絹さやは斜め薄切りにする。大根はすりおろしておく。

② ボウルに卵を割り入れ、だし汁、しょうゆ、①のひじき、にんじん、絹さやを入れて、よく混ぜ合わせる。

③ 卵焼き器にサラダ油⅓量を入れて中火で熱し、②を⅓量流し入れ、泡をつぶしながら焼いて、三つ折りにする。端に寄せて再びサラダ油⅓量をひき、②の⅓量を流し入れて、泡をつぶしながら焼き、二つ折りにする。残りも同様にする。

④ ひと口大に切って、器に盛り、大根おろしをそえる。

ひき肉と豆腐を混ぜてボリュームアップ

豆腐のかば焼き

調理時間 **25分** （水きりする時間は除く）

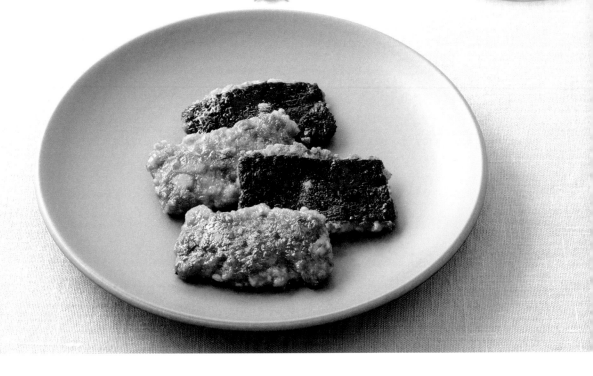

材料(2人分)

	1日の摂取カロリー 1200〜 1500kcalの人	1日の摂取カロリー 1600〜 1800kcalの人
木綿豆腐	⅓丁(100g)	大⅓丁(120g)
豚ひき肉	100g	120g
長ねぎ	¼本(25g)	⅓本(30g)
しょうが汁	小さじ1	小さじ1
片栗粉	大さじ1	大さじ1⅓
のり	全型1枚(3g)	全型1枚(3g)
しょうゆ・みりん	各小さじ2	各小さじ2
サラダ油	小さじ1	小さじ1
粉山椒	少々	少々

おすすめ献立例

+ ほうれん草の
塩昆布あえ

▶P93

+ 白菜としめじの
すまし汁

▶P134

▼この料理の栄養価(1人分)

1日の摂取カロリー 1200〜 1500kcalの人		1日の摂取カロリー 1600〜 1800kcalの人	
エネルギー	195kcal	エネルギー	229kcal
塩分	1.0g	塩分	1.0g
炭水化物	9.3g	炭水化物	10.9g
食物繊維	1.4g	食物繊維	1.6g

作り方

① 木綿豆腐はペーパータオルで包み、重しをのせて15分程度水きりをする。長ねぎはみじん切りに、のりは8等分に切る。

② ボウルに1の豆腐、長ねぎ、豚ひき肉、しょうが汁、片栗粉を入れてよく混ぜ、のりの上に広げて平らにする。

③ フライパンにサラダ油を入れて中火で熱し、2を入れ、焼き色がつく程度に両面焼く。

④ しょうゆ、みりんを回し入れて、味をからめる。

⑤ 器に盛り、山椒をふる。

おすすめ食材 11

豆腐はダイエット食材

豆腐を水きりして、ひき肉に混ぜて使うと、かさ増しになり、またカロリーもダウン。豆腐は肉や魚と同じくらい良質なたんぱく質が含まれているのに、肉や魚より低エネルギーなのです。利用しない手はありません。

塩分が少なくても、煮含めるとしっかりとした味に

いり豆腐　調理時間 **20分**（水きりする時間は除く）

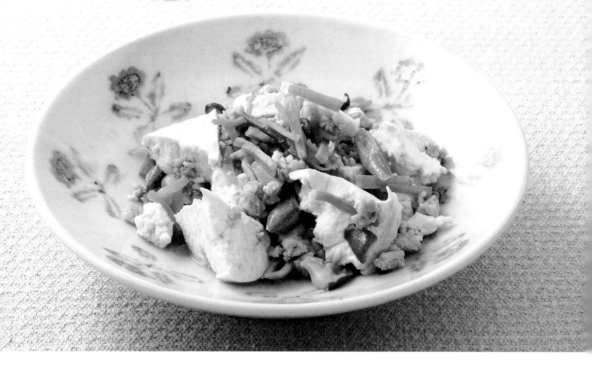

材料(2人分)	1日の摂取カロリー 1200～ 1500kcalの人	1日の摂取カロリー 1600～ 1800kcalの人
木綿豆腐	½丁(150g)	⅔丁(200g)
鶏ひき肉	50g	75g
にんじん	2.5cm(30g)	¼本(40g)
しいたけ	2枚(30g)	3枚(45g)
いんげん	3本(21g)	5本(35g)
Aだし汁	大さじ2	大さじ3
薄口しょうゆ・みりん	各小さじ1	各大さじ½
塩	少々	少々
サラダ油	小さじ1	大さじ½

おすすめ献立例

+ ごぼうの
ごま酢あえ

▶P84

+ きくらげととうがんの
中華スープ

▶P136

作り方

❶ 木綿豆腐はペーパータオルに包み、重しをのせて15分程度水きりする。にんじんはせん切りに、いんげんは斜めに切る。しいたけは石づきをとり、薄切りにする。

❷ フライパンにサラダ油を入れて中火で熱し、❶のにんじん、しいたけ、いんげんを入れて炒める。しんなりとしてきたら、鶏ひき肉を入れて炒める。鶏ひき肉がポロポロになったら豆腐を加えてさっと炒める。Aを回し入れ、水分が少なくなるまで炒める。

▼この料理の栄養価(1人分)

1日の摂取カロリー 1200～ 1500kcalの人	1日の摂取カロリー 1600～ 1800kcalの人
エネルギー **132kcal**	エネルギー **188kcal**
塩分 0.8g	塩分 1.1g
炭水化物 5.4g	炭水化物 7.9g
食物繊維 2.2g	食物繊維 3.1g

血糖値を抑えるワザ　5

インスリンの血中濃度を下げる

大豆たんぱくの約半分を占めるのがグリシニン。ホルモンのバランスを調節して、インスリンの血中濃度を下げるはたらきがあります。血管も丈夫にしてくれます。

豆腐のムニエル

調理時間 **20分** （水きりする時間は除く）

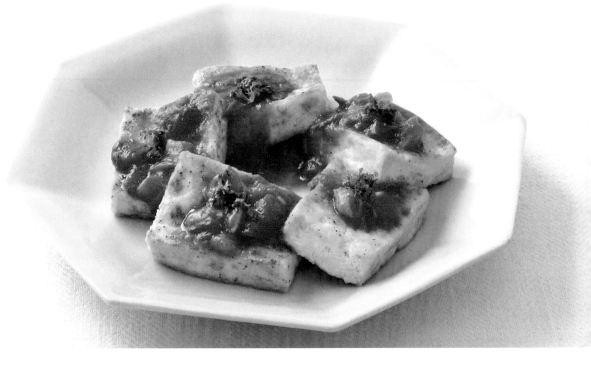

材料(2人分)

	1日の摂取カロリー 1200〜1500kcalの人	1日の摂取カロリー 1600〜1800kcalの人
木綿豆腐	1丁(300g)	大1丁(400g)
塩・こしょう	各少々	各少々
小麦粉	適量	適量
トマト	1個(150g)	大1個(200g)
にんにく(みじん切り)	½かけ	小1かけ
トマトケチャップ	大さじ1	大さじ1⅓
オリーブ油	小さじ2	小さじ2
パセリ(みじん切り)	少々	少々

おすすめ献立例

+ 春菊と大根の
  サラダ
▶P93

+ にんじんの
  カレー風味スープ
▶P138

▼この料理の栄養価(1人分)

1日の摂取カロリー 1200〜1500kcalの人		1日の摂取カロリー 1600〜1800kcalの人	
エネルギー	202kcal	エネルギー	257kcal
塩分	0.5g	塩分	0.6g
炭水化物	15.1g	炭水化物	20.2g
食物繊維	2.9g	食物繊維	3.9g

作り方

① 木綿豆腐はペーパータオルに包み、重しをのせて15分程度水きりしたあと、10等分にする。塩、こしょうをふり、小麦粉をまぶす。

② トマトはさいの目切りにする。

③ フライパンにオリーブ油の半量を入れて中火で熱し、**1**を入れて焼く。焼き色がついたら裏返し、両面焼き、器に盛る。

④ フライパンに残りのオリーブ油とにんにくを入れて中火で熱し、**2**を炒める。トマトケチャップを加えてなじませる。**3**にかけ、パセリのみじん切りをのせる。

素材の味を生かして塩でいただく

大豆とれんこんの つくね

調理時間 **20分**

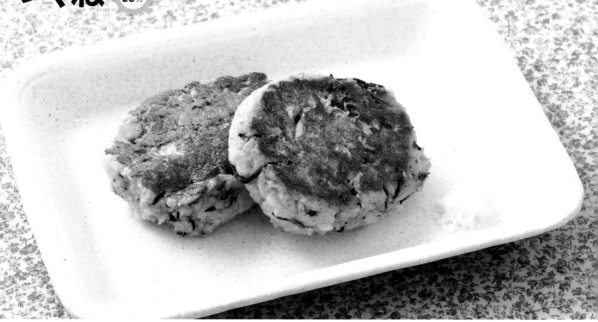

材料（2人分）

	1日の摂取カロリー 1200～1500kcalの人	1日の摂取カロリー 1600～1800kcalの人
大豆水煮缶	100g	150g
れんこん	100g	150g
玉ねぎ	⅛個（25g）	⅙個（33g）
ひじき	2g	3g
しょうが汁	小さじ1½	小さじ1½
片栗粉	大さじ1	大さじ1½
藻塩*	小さじ¼	小さじ¼
サラダ油	小さじ1	大さじ½

＊藻塩は海藻からとった塩。コクと風味がある。ない場合はふだん使っている塩で可。

おすすめ献立例

+ ごぼうの ピリ辛炒め

▶P85

+ ほうれん草と しいたけのすまし汁

▶P135

作り方

❶ 大豆水煮はつぶす。れんこんはすりおろして軽く水けをきる。玉ねぎはみじん切りにする。ひじきは水で戻して水けをきり、細かく刻む。

❷ ❶としょうが汁、片栗粉を合わせてよく混ぜて4等分にし、小判形にする。

❸ フライパンにサラダ油を入れて中火で熱し、❷を入れて焼く。こんがりと焼き色がついたら裏返し、両面焼く。

❹ 器に盛り、藻塩をそえる。

▼この料理の栄養価（1人分）

1日の摂取カロリー 1200～1500kcalの人		1日の摂取カロリー 1600～1800kcalの人	
エネルギー	135kcal	エネルギー	201kcal
塩分	1.0g	塩分	1.2g
炭水化物	17.1g	炭水化物	25.3g
食物繊維	5.1g	食物繊維	7.6g

血糖値を抑えるワザ 6

大豆は毎日食べたい有効食材

大豆には、糖質をエネルギーに変えるビタミンB₁やマグネシウム、インスリンの材料になる亜鉛、血糖値の上昇を抑える食物繊維などが豊富に含まれています。少しずつでも毎日食べたい食材です。

ベーコンのコクとトマトの酸味で減塩

大豆のトマト煮

調理時間
25分

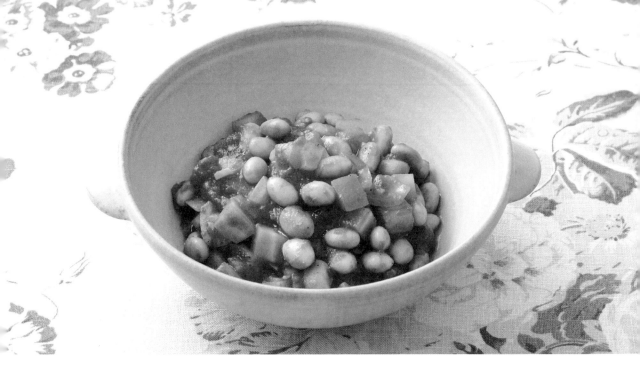

材料(2人分)

	1日の摂取カロリー 1200〜1500kcalの人	1日の摂取カロリー 1600〜1800kcalの人
大豆水煮缶	100g	120g
玉ねぎ	¼個(50g)	大¼個(70g)
にんじん	¼本(45g)	⅓本(60g)
セロリ	¼本(25g)	⅓本(33g)
ベーコン	1枚(20g)	1½枚(30g)
トマト水煮缶	½缶(200g)	¾缶(300g)
にんにく(みじん切り)	½かけ	小1かけ
塩・こしょう	各少々	各少々
オリーブ油	小さじ1	大さじ½

おすすめ献立例

+ れんこんとパプリカ
  のマヨごまサラダ

▶P103

+ 長ねぎのオニオン
  グラタン風スープ

▶P139

作り方

① 玉ねぎとにんじん、セロリはそれぞれ1cm角に切る。ベーコンは粗みじん切りにする。トマト水煮はつぶす。

② フライパンにオリーブ油とにんにくを入れて中火で熱し、ベーコンを炒める。ベーコンから脂が出てきたら、玉ねぎ、にんじん、セロリ、大豆水煮を加えて炒める。脂がなじんだら、トマト水煮を加え、汁けが少なくなるまで煮る。塩、こしょうで味を調える。

▼この料理の栄養価(1人分)

1日の摂取カロリー 1200〜1500kcalの人	1日の摂取カロリー 1600〜1800kcalの人
エネルギー 159kcal	エネルギー 218kcal
塩分 0.8g	塩分 0.9g
炭水化物 13.2g	炭水化物 18.0g
食物繊維 5.9g	食物繊維 7.7g

血糖値を抑えるワザ 7

インスリンが増加する

大豆に含まれるトリプシンインヒビターは、たんぱく質分解酵素のはたらきを抑える物質。体内に入るとすい臓のはたらきを活発にするのと同時に、インスリンの分泌もスムーズにして、血糖値の上昇を抑えます。

油揚げの納豆詰め

油揚げのサクサク感と納豆の食感が楽しい

調理時間 **20分**

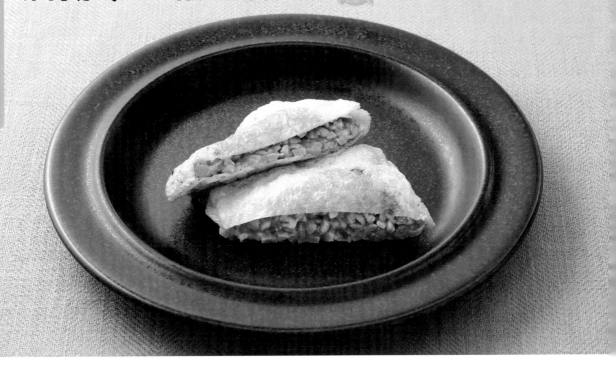

材料（2人分）

	1日の摂取カロリー 1200〜1500kcalの人	1日の摂取カロリー 1600〜1800kcalの人
油揚げ	1枚（30g）	大1枚（50g）
ひき割り納豆	2パック（100g）	2パック（100g）
かつお節	小1パック（3g）	小1パック（3g）
長ねぎ	⅛本（13g）	⅛本（13g）

作り方

❶ 油揚げは半分に切り、袋状に開く。長ねぎはみじん切りにする。ひき割り納豆は添付のたれを混ぜる。

❷ ❶のひき割り納豆、長ねぎと、かつお節を混ぜ、油揚げに詰め、オーブントースターで3〜5分程度焼く。

おすすめ献立例

+ 長いものり
わさびあえ

▶P107

+ かぼちゃとわかめ
のみそ汁

▶P134

▼この料理の栄養価（1人分）

1日の摂取カロリー 1200〜1500kcalの人	1日の摂取カロリー 1600〜1800kcalの人
エネルギー **164kcal**	エネルギー **202kcal**
塩分 0.7g	塩分 0.7g
炭水化物 7.2g	炭水化物 7.2g
食物繊維 3.3g	食物繊維 3.4g

血糖値を抑えるワザ 8

納豆が血糖値の上昇を抑える

納豆にはビタミンB_2が大豆の約4倍含まれています。体脂肪を効率よく代謝し、インスリンの作用を改善します。ネバネバのもとのムチンは水溶性食物繊維で、ブドウ糖の吸収を抑えて食後の血糖値の急上昇を防ぎます。

しそとみょうがをたっぷりのせて香りよく

厚揚げのステーキ

調理時間 **20分**

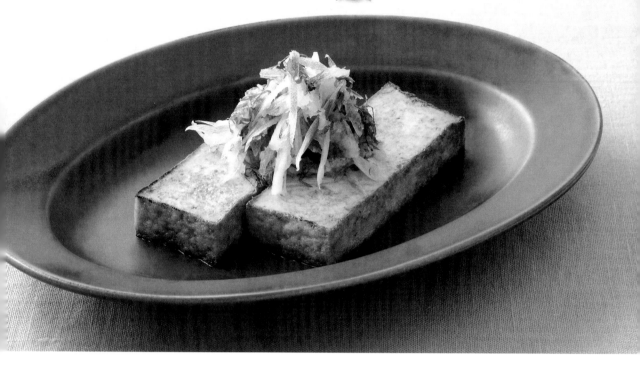

材料(2人分)

	1日の摂取カロリー 1200〜1500kcalの人	1日の摂取カロリー 1600〜1800kcalの人
厚揚げ	1枚(200g)	大1枚(250g)
A ポン酢しょうゆ	大さじ1	大さじ1½
水	大さじ1	大さじ1½
おろしにんにく	少々	小さじ¼
大根	⅑本(100g)	⅙本(150g)
青じそ	3枚	5枚
みょうが	2個(20g)	3個(30g)

作り方

❶ 厚揚げは、厚さを半分に切ってから縦半分に切り、4等分にする。大根はすりおろして水けをきる。青じそはせん切りに、みょうがは細切りにする。

❷ フライパンを中火で熱し、**1**の厚揚げを入れて焼く。こんがり焼き色がついたら、裏返して、両面焼く。**A**を混ぜて入れ、煮詰めながら厚揚げとからめ、器に盛る。

❸ **1**の大根おろし、青じそ、みょうがを混ぜ合わせ、**2**にのせる。

おすすめ献立例

+ 切り干し大根の
  コールスロー

▶P94

+ にんじんのカレー
  風味スープ

▶P138

▼この料理の栄養価(1人分)

1日の摂取カロリー 1200〜1500kcalの人		1日の摂取カロリー 1600〜1800kcalの人	
エネルギー	158kcal	エネルギー	202kcal
塩分	0.7g	塩分	1.1g
炭水化物	4.4g	炭水化物	6.4g
食物繊維	1.7g	食物繊維	2.4g

おいしい減塩のポイント10

大根おろしに香味野菜を混ぜる

厚揚げを焼きながら調味料をからめることで、味がしっかりつきます。たっぷりの大根おろしやしそ、みょうがとともに食べることで香りも楽しみながら、減塩できます。

辛み成分で代謝を上げて肥満を解消

厚揚げの和風カレー煮

調理時間 **30分**

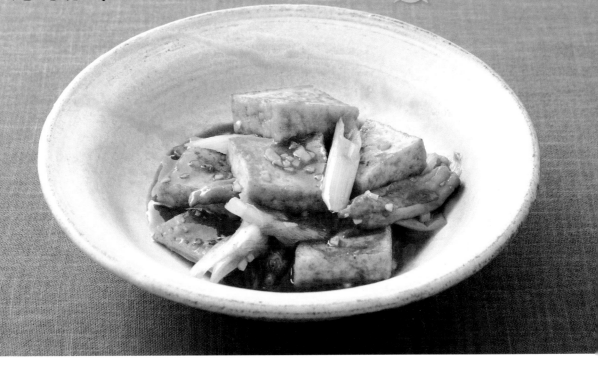

材料(2人分)

	1日の摂取カロリー 1200〜1500kcalの人	1日の摂取カロリー 1600〜1800kcalの人
厚揚げ	¾枚(150g)	1枚(200g)
長ねぎ	1本(100g)	1本(100g)
ししとう	6本(36g)	6本(36g)
にんにく(みじん切り)	½かけ	½かけ
しょうが(みじん切り)	⅓かけ	⅓かけ
だし汁	1½カップ	1½カップ
カレールー	10g	10g
しょうゆ	小さじ1弱	小さじ1
サラダ油	小さじ1	小さじ1

おすすめ献立例

+ ひよこ豆とパプリカ、セロリのサラダ

▶P97

+ レタスとトマトのコンソメスープ

▶P138

▼この料理の栄養価(1人分)

1日の摂取カロリー 1200〜1500kcalの人		1日の摂取カロリー 1600〜1800kcalの人	
エネルギー	178kcal	エネルギー	214kcal
塩分	1.0g	塩分	1.1g
炭水化物	9.2g	炭水化物	9.5g
食物繊維	2.9g	食物繊維	3.1g

作り方

❶ 厚揚げはひと口大に切り、長ねぎは斜め切りにする。ししとうは、竹串などで数か所穴をあける。

❷ フライパンにサラダ油の半量を入れて中火で熱し、❶の厚揚げを入れて焼く。焼き色がついたら裏返し、両面焼いてとり出す。

❸ フライパンに残りのサラダ油とにんにく、しょうがを入れて中火で熱し、香りが立ってきたら長ねぎ、ししとうを加えて炒める。しんなりとしたら、❷を戻し入れ、だし汁を加えて3〜5分程度中火で煮込む。

❹ カレールーとしょうゆを加え、よく混ぜる。

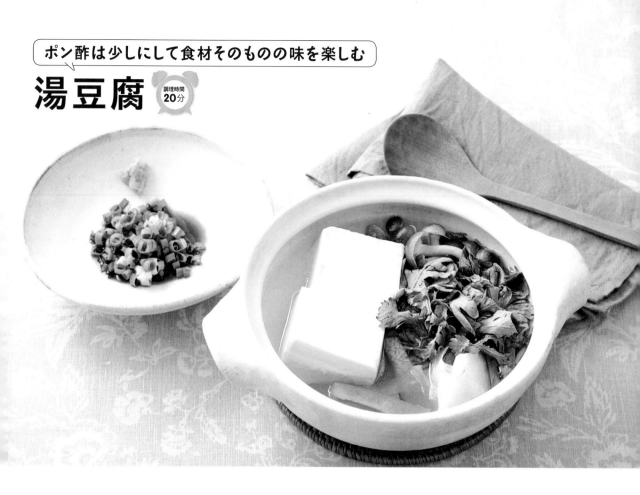

ポン酢は少しにして食材そのものの味を楽しむ

湯豆腐

調理時間 **20分**

材料（2人分）

	1日の摂取カロリー 1200〜 1500kcalの人	1日の摂取カロリー 1600〜 1800kcalの人
絹ごし豆腐	1丁（300g）	大1丁（350g）
大根	⅛本（50g）	½本（70g）
にんじん	約¼本（50g）	約⅓本（70g）
春菊	¼束（50g）	⅓束（65g）
しめじ	½パック（45g）	½パック（45g）
ポン酢しょうゆ	大さじ1	小さじ4
小ねぎ	2本（10g）	2本（10g）
しょうが（すりおろす）	1かけ	1かけ
昆布	3cm長さ1枚	3cm長さ1枚

作り方

1 絹ごし豆腐は4等分にする。大根とにんじんは、それぞれピーラーでむき、リボン状にする。春菊はざく切りに、しめじは石づきをとってほぐす。小ねぎは小口切りにする。

2 鍋に水2カップと昆布を入れて中火で熱し、豆腐、大根、にんじん、春菊、しめじを入れてゆで、器に盛る。

3 ポン酢しょうゆに小ねぎを入れ、しょうがをそえていただく。

おすすめ献立例

+ ごぼうとひじき のサラダ

▶P85

+ キャベツと玉ねぎ のみそ汁

▶P132

▼この料理の栄養価（1人分）

1日の摂取カロリー 1200〜 1500kcalの人		1日の摂取カロリー 1600〜 1800kcalの人	
エネルギー	115kcal	エネルギー	137kcal
塩分	0.8g	塩分	1.1g
炭水化物	10.3g	炭水化物	12.7g
食物繊維	4.3g	食物繊維	5.2g

血糖値を抑えるワザ 9

豆腐と野菜の鍋はベストな組み合わせ

豆腐には、食物繊維があまり含まれていません。湯豆腐などの鍋にすると、食物繊維が多いさまざまな野菜と組み合わせることができるので、より血糖値の上昇をゆるやかにする効果を発揮します。

PART 2

食物繊維たっぷりの野菜がとれる

副菜レシピ

血糖値のコントロールに役立つ栄養成分のひとつが食物繊維です。
緑黄色野菜、根菜、きのこ、乾物、海藻などさまざまな食材に含まれています。
PART2では、これらを使ったレシピを紹介します。すべて1食あたり60kcal以下で、
塩分は0.7g以下。味つけや調理法もバラエティ豊かなので、
メインの主菜に合わせて選びましょう。簡単に作れるレシピがほとんどです。
作りおきマークがあるレシピは、常備菜にもおすすめです。

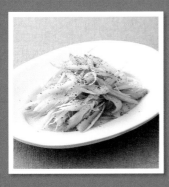
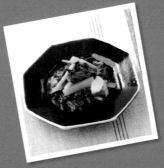

食物繊維たっぷり食材をとり入れる!

食後の血糖値上昇を防ぐ　ごぼう

●血糖値を抑えるのに有効な成分（100gあたり）

食物繊維	5.7g
マグネシウム	54mg
亜鉛	0.8mg

エネルギー（100gあたり）　58kcal

血糖値を上げない食べ方❶
皮をよく洗いむかずに食べる

皮の部分には、食物繊維や血糖値を抑えるタンニン（ポリフェノールの一種）が豊富。皮はむかず、たわしなどでこすり洗いして、調理するのがおすすめ。

高血糖におすすめの理由❶
食物繊維が炭水化物の吸収を抑える

ごぼうに含まれる食物繊維の量は、野菜のなかでもトップクラス。とくに水溶性の食物繊維は腸内で炭水化物の吸収を抑え、血糖値の上昇を防ぐはたらきがある。

血糖値を上げない食べ方❷
歯ごたえを残すように調理する

ごぼうには、不溶性食物繊維のひとつ、イヌリンが含まれており、血糖値を抑える効果がある。これがごぼうの歯ごたえのもとでもある。よくかんで食べよう。

高血糖におすすめの理由❷
抗酸化作用や便秘解消効果も

不溶性の食物繊維も多く、腸の動きを活発にして便秘を防ぐはたらきがある。また、食物繊維のひとつ、リグニンも多く含まれ、抗酸化作用がある。

▶ ごぼうを使ったレシピは84〜85ページ

水溶性の食物繊維が豊富。加熱しすぎないように　ブロッコリー

●血糖値を抑えるのに有効な成分（100gあたり）

食物繊維	5.1g
ビタミンB$_2$	0.23mg
ビタミンC	140mg

エネルギー（100gあたり）　37kcal

血糖値を上げない食べ方❶
ゆですぎないのがポイント

ビタミンB群やCなど水溶性のビタミンは、加熱することで半減するため、ゆですぎないことが大切。脂溶性のビタミンEなども含まれ、抗酸化作用もある。

高血糖におすすめの理由❶
食物繊維やビタミンCが豊富

食物繊維には炭水化物の吸収をゆるやかにして、食後の急激な血糖値の上昇を抑えるはたらきがある。また、動脈硬化を予防する効果も期待できる。

血糖値を上げない食べ方❷
茎も栄養の宝庫。捨てずに利用する

捨ててしまいがちな茎にも、ビタミンCや食物繊維が豊富に含まれている。皮を厚めにむき、茎から先に入れて、かためにゆで上げて使いたい。

高血糖におすすめの理由❷
炭水化物や脂質の代謝にはたらく

ビタミンB$_2$には、調理油や食品に含まれる脂質をエネルギーにかえる役目がある。ビタミンB$_2$は水溶性のため、とりだめができないので、毎食とりたい。

▶ ブロッコリーを使ったレシピは86〜87ページ

血糖値を上げない食べ方❶
新鮮なものを
できれば生で食べる

粘りのもと、ムチンは加熱すると効果が半減。できれば新鮮なものを新鮮なうちに生で食べるのがいちばん。ヘタの切り口が新しく、濃い緑色のものが新鮮なオクラの目安。購入時にチェックを。

高血糖におすすめの理由❶
粘りのもとが炭水化物
の吸収を抑える

オクラの粘りのもとは、食物繊維の一種のムチンという成分。腸で炭水化物を包み込み、食後の血糖値上昇を抑えるはたらきがある。コレステロール値や血圧を下げる作用も期待されている。

粘りのもとが
血糖値を抑えるのに効果的
オクラ

● 血糖値を抑えるのに有効な成分（100gあたり）

食物繊維	5.0g
ビタミンB$_1$	0.09mg
β-カロテン	670μg

エネルギー（100gあたり）……26kcal

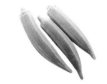

血糖値を上げない食べ方❷
加熱するならさっと
火を通す程度に

加熱する場合は、水溶性食物繊維などの有効成分が流れ出ないように、さっと炒める程度に。スープや煮物に使う場合は、薄味にして汁までいただけば、有効成分があますことなくとれる。

高血糖におすすめの理由❷
インスリンの材料に
なる亜鉛も含まれる

インスリンの材料になる亜鉛や、インスリンのはたらきをよくするマグネシウムも豊富。しかも低エネルギーなので、積極的に食べるようにしたい。特に旬の夏に食べるのがおすすめ。

▶ オクラを使ったレシピは
88〜89ページ

血糖値を上げない食べ方❶
刻んで
粘りを出す

食物繊維の一種ムチンは、モロヘイヤの粘りのもと。このムチンが、炭水化物の吸収を抑える。食べるときは、細かく刻んで粘りを出すのがポイント。粘りが出るほど、その効果が高くなる。

高血糖におすすめの理由❶
ビタミンB群などが
動脈硬化を予防

ビタミンB群やビタミンC、ビタミンE、体内でビタミンAに変換されるβ-カロテンなど、抗酸化ビタミンが豊富に含まれる。血液をサラサラにして、動脈硬化を予防する効果がある。

刻んで粘りを出し、
有効成分をしっかりとる
モロヘイヤ

● 血糖値を抑えるのに有効な成分（100gあたり）

食物繊維	5.9g
ビタミンC	65mg
ビタミンB$_2$	0.42mg

エネルギー（100gあたり）……36kcal

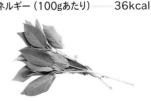

血糖値を上げない食べ方❷
さっとゆでて
水にさらさない

モロヘイヤに含まれるムチンも水溶性のため、加熱するとその効果が半減してしまう。できればさっとゆでるだけにして、水にさらさないこと。スープなどに使えば、水溶性の成分ごととれる。

高血糖におすすめの理由❷
ルチンが
生活習慣病に効果的

ビタミンの一種で、血管を守るルチンなども多い。ルチンはビタミンCとともにはたらき、毛細血管を強くしたり、血圧を下げたりする作用がある。体を酸化から守るはたらきもある。

▶ モロヘイヤを使ったレシピは
90〜91ページ

血糖値を上げない食べ方❶
加熱に弱い春菊の葉は生で食べる

春菊には、β-カロテンやビタミンC、クロロフィルなど加熱に弱い成分が多い。これらをしっかりとるには、葉先をつまんで生で食べるのがいちばん。独特の香りには、胃腸のはたらきをよくする効果も。

血糖値を上げない食べ方❷
温野菜にしてたっぷりとる

ほうれん草やチンゲン菜などの青菜は、ゆでることでかさが減り、たっぷり食べられる。ただしゆでると水溶性の成分が減るので、ゆでるのは短時間で。薄味のスープにして、煮汁ごと食べても。

高血糖におすすめの理由❶
食物繊維が血糖値コントロールに役立つ

ほうれん草や春菊などの青菜には、水溶性食物繊維が豊富。炭水化物の吸収をゆっくりにして、食後の高血糖を抑えるはたらきがある。旬のもののほうが栄養価が高い。旬の時期にはたっぷり食べたい。

高血糖におすすめの理由❷
腸内環境を整え便秘解消にも

青菜に多く含まれる不溶性の食物繊維は水分を吸収してふくらむ性質があるため、腸のぜん動運動を活発にして便秘の解消に効果的。また腸内環境を整えてくれる。動脈硬化の予防にも効果的。

温野菜にしてたっぷりとりたい
青菜
（ほうれん草、チンゲン菜、小松菜、春菊　など）

●血糖値を抑えるのに有効な成分（100gあたり）
[ほうれん草の場合]

食物繊維	2.8g
ビタミンC	35mg
カリウム	690mg

エネルギー（100gあたり）……… 18kcal

◀ ほうれん草

▶ 青菜を使ったレシピは92～93ページ

血糖値を上げない食べ方❶
水で戻してしぼり戻し汁も使う

乾物は、基本的に水で戻して使う。とくに切り干し大根などは戻し汁に栄養成分が流れ出ているので、捨てずにだし汁がわりに使うのがおすすめ。うまみが出て薄味でもおいしくなる。

血糖値を上げない食べ方❷
かさ増しに使えばカロリーオフに

ハンバーグなどのひき肉料理には、肉を減らし、刻んだ乾物を入れれば、ボリュームがアップし、エネルギーをカットできる。乾物が肉のうまみを吸収するので、塩分を控えてもおいしさが増す。

高血糖におすすめの理由❶
不足しがちなカリウムがとれる

大根や生のひじきなどは、干すことでカリウムが豊富になる。高血糖だとカリウムが不足しがちなので、これらの乾物で補いたい。またカリウムには、筋肉の動きをよくするはたらきもある。

高血糖におすすめの理由❷
ひじきにはクロムが豊富

ひじきには、インスリンのはたらきをよくするクロムが多く含まれている。クロムはミネラルのひとつで、糖質をとりすぎて血糖値が上がったときに、血糖値を正常に保つようにはたらく。

かさ増しにおすすめ
乾物
（切り干し大根、ひじき　など）

●血糖値を抑えるのに有効な成分（100gあたり）
[切り干し大根の場合]

食物繊維	3.7g
カルシウム	60mg
カリウム	62mg

エネルギー（100gあたり）……… 13kcal

◀ 切り干し大根

▶ 乾物を使ったレシピは94～95ページ

血糖値を上げない食べ方❶
サラダなどに使って食物繊維をとる

乾物の豆はひと晩水につける必要があるが、ドライパックや缶詰ならすぐに使える。サラダなどに加えると、手軽に食物繊維などをとることができる。魚介類と合わせると、鉄分を補うのがおすすめ。

血糖値を上げない食べ方❷
つけ汁ごと煮物にして食べる

乾物の豆をひと晩水につけたら、つけ汁ごと肉や野菜とともに煮物にする。つけ汁に流れ出たビタミンB群を無駄なくとることができる、便秘の解消や、疲労回復の効果も期待できる。

高血糖におすすめの理由❶
食物繊維が急激な血糖値の上昇を防ぐ

ひよこ豆やいんげん豆の皮には、食物繊維が豊富。食後の急激な血糖値の上昇を防ぐはたらきがあり、コレステロールの吸収をおさえてくれる。大腸がんなどの発がんも防ぐといわれている。

高血糖におすすめの理由❷
炭水化物をエネルギーにかえるビタミンB₁が豊富

豆には糖質も多く含まれているが、ビタミンB_1も豊富。ビタミンB_1は糖質をエネルギーにかえるはたらきがあるため、高血糖の人にはおすすめ。疲労を防ぐはたらきもある。

皮の食物繊維が高血糖に有効
豆
（ひよこ豆、いんげん豆 など）

●血糖値を抑えるのに有効な成分
（100gあたり）
［ひよこ豆の場合］

食物繊維	11.6g
たんぱく質	9.5g
ビタミンB₁	0.16mg

エネルギー（100gあたり）　149kcal

◀ひよこ豆

▶ 豆を使ったレシピは96〜97ページ

血糖値を上げない食べ方❶
できれば毎日食べる

海藻は食物繊維とミネラルが豊富で、低エネルギー。高血糖になると、ミネラルが尿とともに排泄されやすくなるので、その補給のためにも作りおきおかずにして、常備菜として少量ずつ毎日とりたい。

血糖値を上げない食べ方❷
薄味にしてエネルギーをより抑える

低エネルギーの海藻も、砂糖や油脂をたっぷり使えば高エネルギーに。濃い味つけにしてごはんのおかずにしがちだが、ごはんの食べすぎは禁物。できるだけ薄味と低エネルギーを心がけよう。

高血糖におすすめの理由❶
食物繊維が炭水化物を体外に排出させる

海藻は、アルギン酸やフコイダンなどの水溶性食物繊維の宝庫。これらは昆布のぬめりのもとでもある。腸内で溶け、一緒に食べた炭水化物や脂質などを包み込んで体外に排出させるはたらきがある。

高血糖におすすめの理由❷
ビタミンB群が血糖値の上昇を抑える

海藻には、ビタミンB_1、B_2などのビタミンB群が多く含まれる。ビタミンB群は、炭水化物や脂質をエネルギーにかえるはたらきをもっているため、血糖コントロールには欠かせない。

糖質を体外に排出させる
海藻
（わかめ、ひじき、昆布 など）

●血糖値を抑えるのに有効な成分
（100gあたり）
［ひじきの場合］

食物繊維	3.7g
カリウム	160mg
カルシウム	96mg

エネルギー（100gあたり）　11kcal

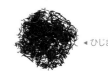
◀ひじき

▶ 海藻を使ったレシピは98〜99ページ

血糖値を上げない食べ方❶
ゆですぎず煮汁も使う

きのこにたっぷり含まれるビタミン B 群や水溶性食物繊維は、ゆですぎたり煮すぎたりしないようにする。また、煮汁などに有効成分が流れ出るので、捨てずに料理に使う。

高血糖におすすめの理由❶
ビタミンB群が炭水化物の代謝をよくする

きのこに多く含まれるビタミンB₁、B₂には、炭水化物と脂質からエネルギーを生産し、血糖値をコントロールするはたらきがある。マグネシウムも含まれ、血糖値を抑える作用がある。

特有の成分をしっかりとりたい
きのこ
（しいたけ、えのきたけ、エリンギ、しめじ など）

●血糖値を抑えるのに有効な成分（100gあたり）

［しいたけの場合］

食物繊維	4.9g
ビタミンB₁	0.13mg
ビタミンB₂	0.21mg

エネルギー（100gあたり）　25kcal

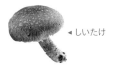

◀ しいたけ

▶ きのこを使ったレシピは100〜101ページ

血糖値を上げない食べ方❷
できれば冷蔵室に5時間入れてから

きのこのうまみ成分グアニル酸は、冷蔵室に保存することでふえる成分。冷蔵室に 5 時間おくと、グアニル酸が最も多くなるとされている。動脈硬化や高血圧などの生活習慣病を防ぐ。

高血糖におすすめの理由❷
よくかむことで過食を予防

きのこには、不溶性食物繊維が豊富。不溶性食物繊維は歯ごたえのもとになり、かむ回数をふやすことで早食いを防ぎ、満腹感が得やすくなり過食を防ぐ。また、便秘を防ぐ効果もある。

血糖値を上げない食べ方❶
調理の前に水にさらさない

ビタミン B 群、C、タンニンなど多くの成分が水溶性。水や酢水にさらすと、流れ出てしまうことに。できれば水にさらさずに調理したい。煮物に使う場合は、薄味で調理し、煮汁に流れた成分もとる。

高血糖におすすめの理由❶
ビタミンCの抗酸化作用を利用する

抗酸化作用のあるビタミン C が豊富。ビタミン C がもつ抗酸化作用は、サラサラな血液を作って動脈硬化などを予防する。水溶性で、しかも体内ではつくれないため、毎日食べたい。

とりだめできないので、毎日食べたい
れんこん

●血糖値を抑えるのに有効な成分（100gあたり）

食物繊維	2.0g
ビタミンC	48mg
カリウム	440mg

エネルギー（100gあたり）　66kcal

▶ れんこんを使ったレシピは102〜103ページ

血糖値を上げない食べ方❷
下ゆでしないで調理する

下ゆですると、水溶性の食物繊維などの有効成分の多くが失われてしまう。下ゆでせずに、さっと火が通る程度にゆでたり、炒めたりして調理するのがおすすめ。下ゆでが必要なときは、電子レンジで。

高血糖におすすめの理由❷
ビタミンB群が糖質の分解を助ける

ビタミン B₁ はごはんやパンなど糖質の分解を助けてくれる。ビタミン B₂ は脂質の代謝をさかんにし、糖質の代謝にかかわる。どちらもとりだめができない成分なので、毎日とりたい。

血糖値を上げない食べ方❶
包丁は使わず手でちぎる

こんにゃくは、包丁をつかうよりも手でちぎるほうが、味がしみ込みやすく、また、グルコマンナンのはたらきもよくなる。煮物などに使うときは、できれば手でちぎって使いたい。

高血糖におすすめの理由❶
グルコマンナンが炭水化物の吸収をゆるやかに

水溶性食物繊維のひとつ、グルコマンナンが豊富。腸でドロドロに溶け、一緒に食べた脂質や炭水化物などを抱き込んで排出する。炭水化物の吸収をゆるやかにして、食後の血糖値の上昇を抑える。

腸の掃除をしてくれる
低エネルギー食品
こんにゃく

●血糖値を抑えるのに有効な成分
（100gあたり）

食物繊維	2.2g
カリウム	33mg
亜鉛	0.1mg

エネルギー（100gあたり）	5kcal

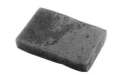

▶ こんにゃくを使ったレシピは104〜105ページ

血糖値を上げない食べ方❷
黒こんにゃくがおすすめ

黒こんにゃくにはひじきなどの海藻を混ぜているものが多い。白より黒こんにゃくのほうが、食物繊維が多く含まれている。また、こんにゃく精粉より生のこんにゃくいもを使ったものがおすすめ。

高血糖におすすめの理由❷
低エネルギーで肥満を防ぐ

こんにゃくは、100gあたり5kcalで、ダイエットにおすすめの食材。グルコマンナンが胃の水分を吸ってふくらむため、少量でも満腹感が得られる。また、脂肪の吸収を抑える作用もある。

血糖値を上げない食べ方❶
できれば火を通さず生で食べる

ムチンは60℃で効力がなくなるといわれている。長いもは消化酵素も多いので、ムチンの効用を生かすためには、できれば生のまますりおろしたり、たたいたり切ったりして食べたい。

高血糖におすすめの理由❶
ムチンが炭水化物の代謝にはたらく

ぬめりのもとで、水溶性食物繊維の一種であるムチンなどが多く含まれる。腸内でゲル化し、炭水化物や脂質を包み込み、吸収を遅らせる。そのため、食後の血糖値の急上昇を抑える作用がある。

ムチンとマグネシウムが
血糖値改善に効果的
さといも・長いも

●血糖値を抑えるのに有効な成分
（100gあたり）
［長いもの場合］

食物繊維	1.0g
カリウム	430mg
マグネシウム	17mg

エネルギー（100gあたり）	64kcal

◀長いも

▶ さといも・長いもを使ったレシピは106〜107ページ

血糖値を上げない食べ方❷
水や酢水にさらさない

ムチンは水や酢水にさらすと、その成分が流れ出てしまう。皮をむいたあと、水にさらさず調理すると、ムチンの損失が少なくてすむ。皮がむかれた市販のさといもは、ムチンが失われていることも。

高血糖におすすめの理由❷
インスリンを分解するマグネシウムが豊富

インスリンを分解するマグネシウム、インスリンの構成成分の亜鉛が豊富。さといもや長いもは、いも類のなかでは低エネルギーでもあるので、高血糖が気になる人にはおすすめの食材。

ごぼうの
ごま酢あえ

材料(2人分)

ごぼう	½本 (90g)
A 酢	大さじ1
白すりごま	小さじ2
しょうゆ	小さじ1
砂糖	小さじ½

▼この料理の栄養価(1人分)

エネルギー	52kcal
塩分	0.5g
炭水化物	8.7g
食物繊維	2.9g

作り方

❶ ごぼうは、ポリ袋に入れて麺棒などでたたき、熱湯でゆでる。

❷ ボウルにAを合わせ、ゆで上がった1を熱いうちに入れてあえる。

もっとおいしく 8

<u>ごぼうはたたくと、よく味がしみ込む</u>
ごぼうは切らずに麺棒などで数回たたくと、繊維がほぐれて、味がよくしみ込み、調味料少なめでもおいしくいただけます。

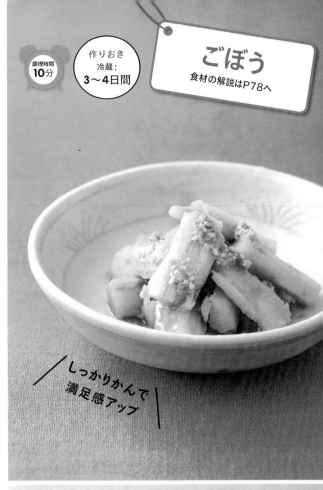

調理時間 **10分**

作りおき
冷蔵：**3〜4日間**

ごぼう
食材の解説はP78へ

しっかりかんで
満足感アップ

ごぼうとセロリの
塩きんぴら

材料(2人分)

ごぼう	½本 (90g)
セロリ	½本 (50g)
塩	小さじ⅛
だし汁	大さじ1
オリーブ油	小さじ1
粗びきこしょう	少々

▼この料理の栄養価(1人分)

エネルギー	47kcal
塩分	0.4g
炭水化物	7.9g
食物繊維	3.0g

作り方

❶ ごぼうはささがきに、セロリは斜め薄切りにする。

❷ フライパンにオリーブ油を入れて中火で熱し、1を炒める。しんなりとしたら、塩とだし汁を合わせて回し入れ、からめる。

❸ 器に盛り、粗びきこしょうをふる。

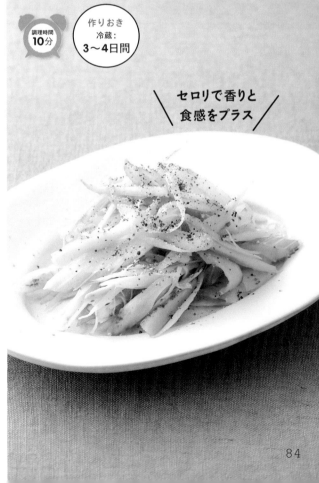

調理時間 **10分**

作りおき
冷蔵：**3〜4日間**

セロリで香りと
食感をプラス

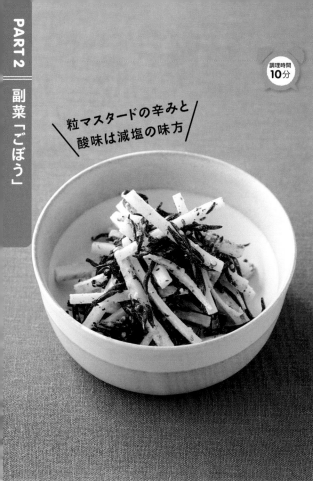

調理時間 **10分**

粒マスタードの辛みと
酸味は減塩の味方

ごぼうとひじきの
サラダ

材料(2人分)

ごぼう	½本(90g)
ひじき	5g
A マヨネーズ	小さじ1
粒マスタード	小さじ1
塩	少々

▼この料理の
栄養価(1人分)

エネルギー	50kcal
塩分	0.5g
炭水化物	8.7g
食物繊維	3.9g

作り方

❶ ごぼうは細切りにし、ひじきは水で戻して水けをきる。

❷ 1をゆで、水けをしっかりきり、**A**であえる。

血糖値を抑えるワザ 10

ごぼうは水や酢水にさらさない

ごぼうの有効成分には水溶性のものもあります。水や酢水にさらすと、水に溶け出してしまうのでアク抜きせずにゆでます。

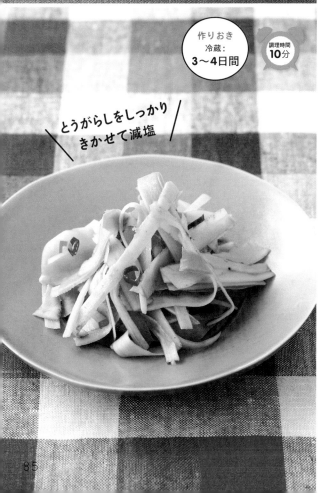

作りおき
冷蔵:
3〜4日間

調理時間 **10分**

とうがらしをしっかり
きかせて減塩

ごぼうのピリ辛炒め

材料(2人分)

ごぼう	½本(90g)
にんじん	⅛本(23g)
赤とうがらし	½本
ごま油	小さじ1
A 酒	大さじ1
しょうゆ	小さじ1
砂糖	小さじ½

▼この料理の
栄養価(1人分)

エネルギー	54kcal
塩分	0.5g
炭水化物	9.3g
食物繊維	3.0g

作り方

❶ ごぼうとにんじんは、それぞれピーラーでリボン状にする。赤とうがらしは小口切りにする。

❷ フライパンにごま油と赤とうがらしを入れて中火で熱し、ごぼう、にんじんを加えてしんなりとするまで炒め、**A**を加えてからめる。

ブロッコリーの
おかかあえ

材料(2人分)

ブロッコリー	½株(120g)
だし汁	大さじ1
しょうゆ	小さじ1
かつお節	小1パック(3g)

この料理の栄養価(1人分)

エネルギー	30kcal
塩分	0.5g
炭水化物	4.2g
食物繊維	3.1g

作り方

❶ ブロッコリーは小房に分け、ゆでる。

❷ ボウルに、1とほかの材料を合わせてあえる。

おすすめ食材 12

かつお節は減塩の味方

かつお節は、うまみ成分のひとつであるイノシン酸が豊富に含まれています。野菜と合わせることで、うまみとコクがアップします。

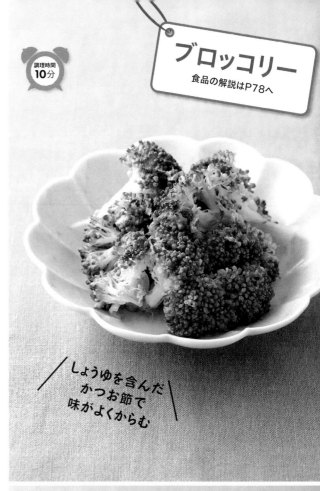

調理時間 10分

ブロッコリー
食品の解説はP78へ

しょうゆを含んだ
かつお節で
味がよくからむ

ブロッコリーと
もやしのスープ煮

材料(2人分)

ブロッコリー	¼株(60g)
もやし	¼袋(50g)
水	½カップ
コンソメ(顆粒)	小さじ¼
黒こしょう	少々

この料理の栄養価(1人分)

エネルギー	16kcal
塩分	0.2g
炭水化物	2.9g
食物繊維	1.9g

作り方

❶ ブロッコリーは小房に分ける。もやしはひげ根をとる。

❷ 鍋に水とコンソメを入れて火にかけ、沸騰したら1を加えて煮る。しんなりとしたら器に盛り、黒こしょうをふる。

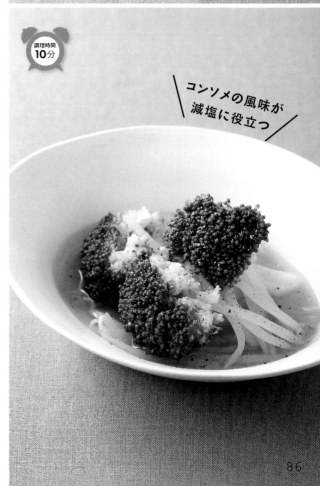

調理時間 10分

コンソメの風味が
減塩に役立つ

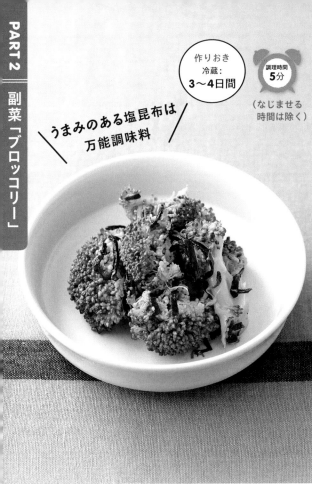

作りおき
冷蔵：
3〜4日間

調理時間
5分

（なじませる
時間は除く）

うまみのある塩昆布は
万能調味料

ブロッコリーの塩昆布あえ

▼この料理の
栄養価（1人分）

エネルギー	45kcal
塩分	0.5g
炭水化物	4.9g
食物繊維	3.4g

材料（2人分）

ブロッコリー	½株（120g）
塩昆布	5g
ごま油	小さじ1

作り方

❶ ブロッコリーは小房に分け、ゆでる。

❷ 1と塩昆布、ごま油を合わせてあえる。

おいしい減塩のポイント 11

塩昆布はうまみもある便利食品

市販の塩昆布は、昆布のうまみはもちろん、塩けもあるため、ほかに調味料を使わなくても、あえるだけでおいしくいただけます。このレシピ程度の量であれば、ふつうの塩昆布でも問題ありませんが、減塩タイプの塩昆布だと、さらに塩分量を減らせます。

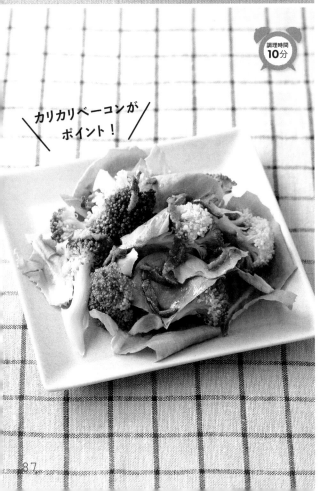

調理時間
10分

カリカリベーコンが
ポイント！

ブロッコリーとサラダ菜のサラダ

▼この料理の
栄養価（1人分）

エネルギー	42kcal
塩分	0.5g
炭水化物	4.0g
食物繊維	2.7g

材料（2人分）

ブロッコリー	小½株（100g）
サラダ菜	¼株（20g）
ベーコン	½枚（10g）
ポン酢しょうゆ	大さじ½

作り方

❶ ブロッコリーは小房に分けて、ゆでる。サラダ菜は食べやすい大きさにちぎり、ベーコンは細切りにする。

❷ フライパンを熱し、ベーコンを入れてカリカリになるまで炒め、ポン酢しょうゆと合わせる。

❸ 器に1のブロッコリー、サラダ菜を盛り合わせ、2をかける。

オクラの
ねぎ塩炒め

材料(2人分)

オクラ	8本 (56g)
長ねぎ	⅙本 (17g)
ごま油	小さじ1
塩	小さじ⅙

▼この料理の
栄養価(1人分)

エネルギー	28kcal
塩分	0.5g
炭水化物	2.6g
食物繊維	1.6g

作り方

❶ オクラはガクをとり、塩（分量外）をふってまな板などの上で転がし、水で洗い流してうぶ毛をとってから縦半分に切る。長ねぎはみじん切りにする。

❷ フライパンにごま油を入れて中火で熱し、1を入れて炒め、分量の塩で味を調える。

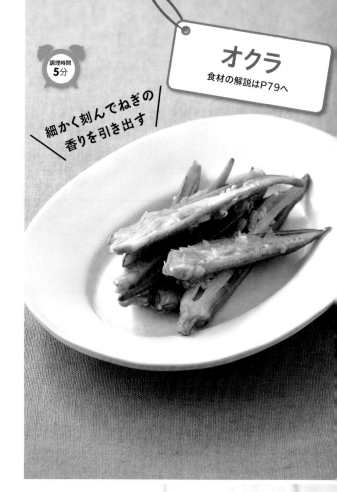

調理時間
5分

オクラ
食材の解説はP79へ

細かく刻んでねぎの
香りを引き出す

オクラの
ザーサイあえ

材料(2人分)

オクラ	8本 (56g)
ザーサイ(味付き)	10g
しょうゆ	小さじ½
ごま油	小さじ½

▼この料理の
栄養価(1人分)

エネルギー	20kcal
塩分	0.6g
炭水化物	2.4g
食物繊維	1.6g

作り方

❶ オクラはガクをとり、塩（分量外）をふってまな板などの上で転がし、水で洗い流してうぶ毛をとり、ゆでて斜めに切る。ザーサイは刻む。

❷ 1としょうゆ、ごま油を合わせてあえる。

おすすめ食材 13

ザーサイは副菜の強い味方
味付きのザーサイは、野菜とあえるだけで簡単な1品に。冷蔵庫に常備しておくと便利です。

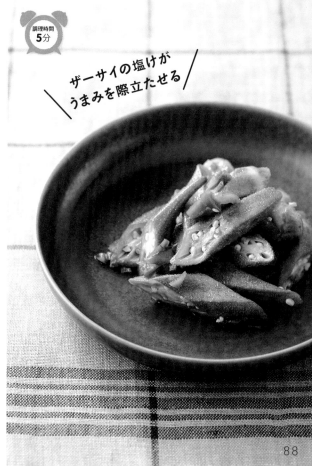

調理時間
5分

ザーサイの塩けが
うまみを際立たせる

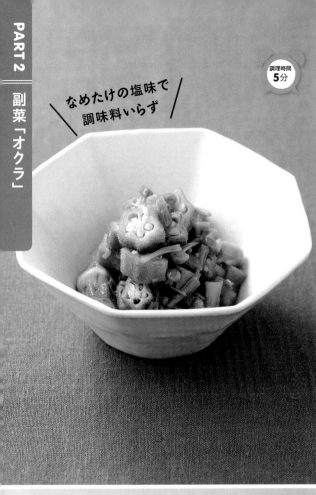

なめたけの塩味で
調味料いらず

調理時間
5分

オクラの
なめたけあえ

材料(2人分)

オクラ	8本(56g)
なめたけ(市販)	20g
もみのり	少々

▼この料理の
栄養価(1人分)

エネルギー	15kcal
塩分	0.4g
炭水化物	3.6g
食物繊維	1.9g

作り方

❶ オクラはガクをとり、塩（分量外）をふってまな板などの上で転がし、水で洗い流してうぶ毛をとり、ゆでて輪切りにする。

❷ 1となめたけ、もみのりを合わせてあえる。

おすすめ食材 14

なめたけも常備したい便利食材

市販のなめたけは少量でしっかり味が決まり、ほかの調味料が必要ありません。

作りおき
冷蔵：
3～4日間

調理時間
20分

みょうがの風味が
減塩に役立つ

オクラとみょうがの
ピクルス

材料(2人分)

オクラ	4本(28g)
みょうが	2個(20g)
A だし汁	¼カップ
酢	大さじ2
塩	小さじ⅓

▼この料理の
栄養価(1人分)

エネルギー	8kcal
塩分	0.5g
炭水化物	1.4g
食物繊維	0.9g

作り方

❶ オクラはガクをとり、塩（分量外）をふってまな板などの上で転がし、水で洗い流してうぶ毛をとり、ゆでて斜め半分に切る。みょうがは縦半分に切る。

❷ 1を、混ぜ合わせた A に 10 分くらい漬ける。

モロヘイヤの
めかぶあえ

材料(2人分)

モロヘイヤ	½束 (55g)
めかぶ (味付き)	1パック (40g)
おろししょうが	小さじ½

▼この料理の栄養価(1人分)

エネルギー	13kcal
塩分	0.4g
炭水化物	2.3g
食物繊維	2.0g

作り方

1 モロヘイヤは葉を摘み、ゆでて食べやすく切る。

2 1とめかぶをあえて器に盛り、おろししょうがをのせる。

おいしい減塩のポイント 12

しょうがの香りが減塩の強い味方

しょうがは独特な香りが強いので、風味づけにおすすめ。刻めば刻むほど香りが強くなります。食べる直前にすりおろして使います。

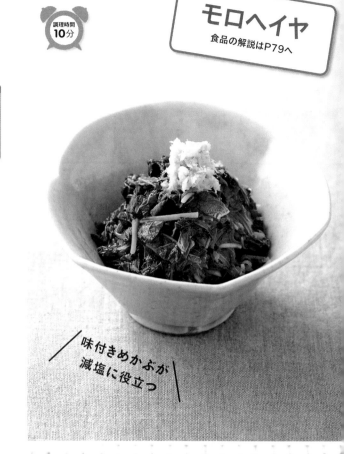

調理時間 10分

モロヘイヤ
食品の解説はP79へ

味付きめかぶが減塩に役立つ

モロヘイヤと
コーンのカレー煮

材料(2人分)

モロヘイヤ	½束 (55g)
ホールコーン	大さじ2
コンソメ (顆粒)	ひとつまみ
水	¼カップ
カレー粉	小さじ⅛

▼この料理の栄養価(1人分)

エネルギー	23kcal
塩分	0.2g
炭水化物	4.8g
食物繊維	2.2g

作り方

1 モロヘイヤは葉を摘み、ゆでて食べやすい大きさに切る。

2 鍋にコンソメ、水、カレー粉を入れて中火で熱し、1とホールコーンを加えてさっと煮る。

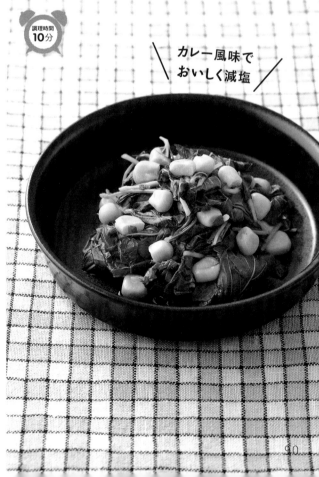

調理時間 10分

カレー風味でおいしく減塩

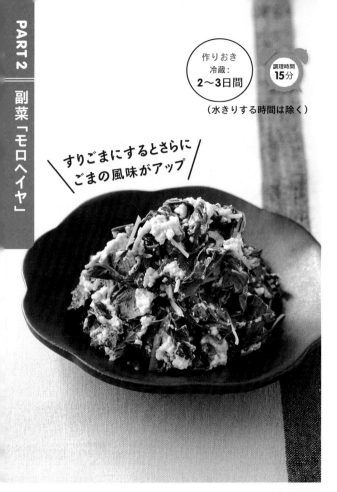

すりごまにするとさらに
ごまの風味がアップ

モロヘイヤの
白あえ

材料（2人分）

モロヘイヤ	½束 (55g)
木綿豆腐	⅙丁 (50g)
白すりごま	小さじ2
砂糖	小さじ¼
しょうゆ	小さじ½

▼この料理の
栄養価（1人分）

エネルギー	49kcal
塩分	0.2g
炭水化物	3.2g
食物繊維	2.3g

作り方

❶ モロヘイヤは、葉を摘み、ゆでて食べやすく切る。豆腐はペーパータオルに包み、重しをのせて15分程度水きりする。

❷ すり鉢に1の豆腐を入れてよくすり、すりごま、砂糖、しょうゆを加えてよく混ぜ、1のモロヘイヤをあえる。

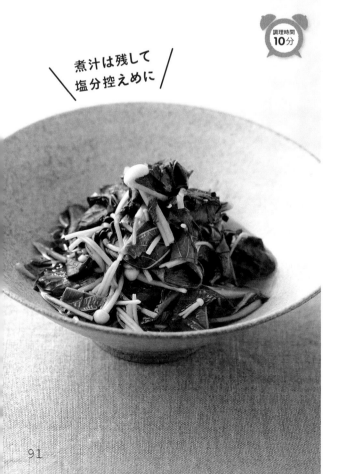

調理時間
10分

煮汁は残して
塩分控えめに

モロヘイヤと
えのきの煮浸し

材料（2人分）

モロヘイヤ	½束 (55g)
えのきたけ	¼パック (20g)
だし汁	¼カップ
しょうゆ・みりん	各小さじ½

▼この料理の
栄養価（1人分）

エネルギー	17kcal
塩分	0.2g
炭水化物	3.3g
食物繊維	2.0g

作り方

❶ モロヘイヤは、葉を摘み、ゆでて食べやすく切る。えのきたけは石づきをとり、3cm長さに切る。

❷ 鍋にだし汁、しょうゆ、みりんを煮立て、1を加えてさっと煮る。

チンゲン菜とあさりの中華蒸し

材料（2人分）

チンゲン菜	1株（100g）
あさり	50g
酒	大さじ2

▼この料理の栄養価（1人分）

エネルギー	9kcal
塩分	0.3g
炭水化物	1.6g
食物繊維	0.6g

作り方

❶ あさりは3%の塩水で砂抜きする。チンゲン菜はざく切りにする。

❷ フライパンに**1**を入れ、酒を回しかけてふたをし、中火にかけて蒸し煮にする。あさりの口が開いたら火を止める。

おすすめ食材 15

あさりは低エネルギー＆低脂肪！

あさりは可食部100g当たり27kcalと低エネルギー、低脂肪で、生活習慣病予防におすすめ。鉄分やタウリンなども多く含まれています。

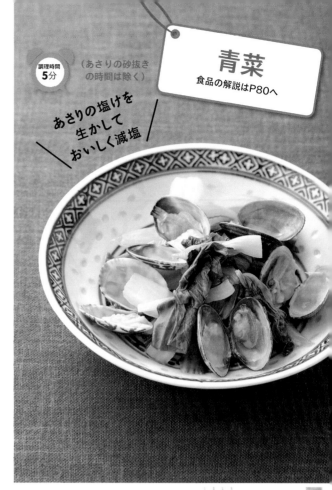

調理時間 **5分**（あさりの砂抜きの時間は除く）

あさりの塩けを生かしておいしく減塩

青菜
食品の解説はP80へ

小松菜のオイスターソース炒め

材料（2人分）

小松菜	½束（150g）
にんにく	½かけ
サラダ油	小さじ1
オイスターソース・酒	各小さじ1

▼この料理の栄養価（1人分）

エネルギー	32kcal
塩分	0.4g
炭水化物	2.8g
食物繊維	1.5g

作り方

❶ 小松菜はざく切りにし、にんにくはつぶす。

❷ フライパンにサラダ油とにんにくを入れて中火で熱し、香りが立ってきたら小松菜を加えて炒める。しんなりとしたら、オイスターソースと酒を合わせて回し入れ、からめる。

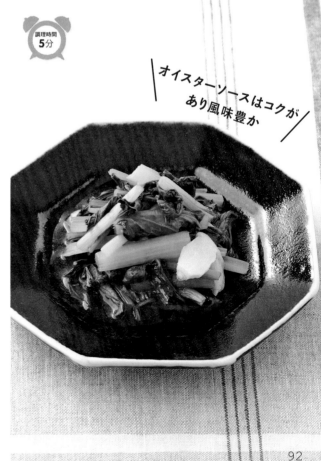

調理時間 **5分**

オイスターソースはコクがあり風味豊か

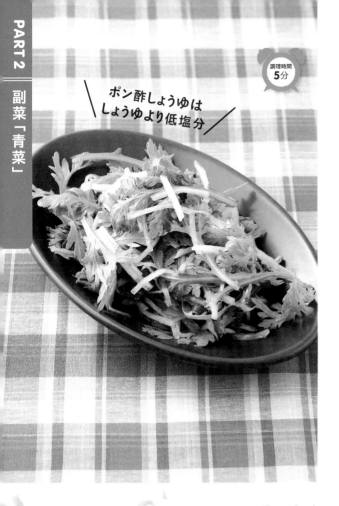

ポン酢しょうゆは
しょうゆより低塩分

調理時間
5分

春菊と大根のサラダ

材料(2人分)

春菊	葉のみ50g
大根	1/8本(100g)
ポン酢しょうゆ	小さじ2
ごま油	小さじ1

▼この料理の
栄養価(1人分)

エネルギー	34kcal
塩分	0.5g
炭水化物	3.7g
食物繊維	1.5g

作り方

❶ 春菊は葉先を摘みとり、大根はせん切りにする。

❷ ボウルに1とポン酢しょうゆ、ごま油を入れてあえる。

おすすめ食材 16

<u>大根の辛み成分には抗酸化作用たっぷり</u>

大根の辛み成分、イオウ化合物のメチルカプタンやイソチオシアネートは、強い抗酸化作用があるため、糖尿病改善には欠かせません。

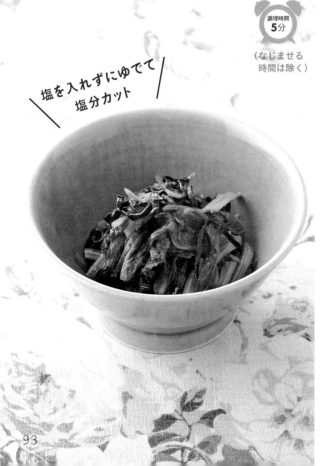

塩を入れずにゆでて
塩分カット

調理時間
5分

(なじませる
時間は除く)

ほうれん草の塩昆布あえ

材料(2人分)

ほうれん草	5株(150g)
塩昆布	4g
ごま油	小さじ1

▼この料理の
栄養価(1人分)

エネルギー	35kcal
塩分	0.4g
炭水化物	3.1g
食物繊維	2.4g

作り方

❶ ほうれん草は、ゆでてざく切りにする。

❷ ボウルに1と塩昆布、ごま油を入れてあえる。

おいしい減塩のポイント 13

ほうれん草をゆでるときは<u>塩を入れない</u>

青菜をゆでるとき塩を入れるのは色よく仕上げるためですが、実はこれも塩分に含まれます。入れなくても、おいしくゆで上がります。

切り干し大根の
コールスロー

材料（4人分／作りやすい分量）

切り干し大根	20g
ホールコーン	大さじ1
マヨネーズ	小さじ1
塩・粗びきこしょう	各少々

▼この料理の栄養価（1人分）

エネルギー	24kcal
塩分	0.2g
炭水化物	4.2g
食物繊維	1.2g

作り方

❶ 切り干し大根は水で10分程度戻し、水けをきっておく。

❷ ボウルに、**1**とホールコーン、マヨネーズ、塩、粗びきこしょうを入れて、あえる。

おすすめ食材 17

コーンのリノール酸は動脈硬化予防に

生のとうもろこしはもちろん、缶詰のホールコーンにも動脈硬化予防に効くリノール酸が含まれます。ただし、糖分が多いので少量に。

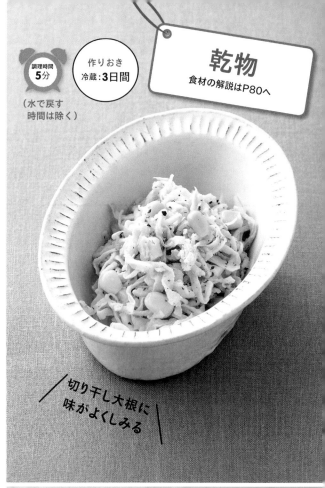

調理時間 5分（水で戻す時間は除く）　**作りおき 冷蔵：3日間**

乾物　食材の解説はP80へ

切り干し大根に味がよくしみる

切り干し大根と
ひじきのすし酢あえ

材料（4人分／作りやすい分量）

切り干し大根	20g
ひじき	5g
すし酢	小さじ2
桜えび	2g

▼この料理の栄養価（1人分）

エネルギー	22kcal
塩分	0.2g
炭水化物	5.1g
食物繊維	1.7g

作り方

❶ 切り干し大根とひじきは、それぞれ水で戻し、水けをきっておく。

❷ ボウルに**1**とすし酢、桜えびを入れて、あえる。

もっとおいしく 9

桜えびでうまみアップ

乾物の桜えびはうまみがあり、香ばしいのが特徴。少量でも風味が香るので、控えめの味つけでも十分おいしくなります。

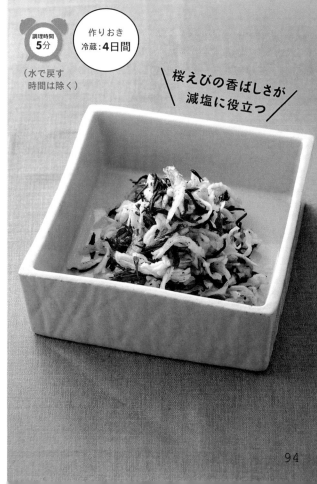

調理時間 5分（水で戻す時間は除く）　**作りおき 冷蔵：4日間**

桜えびの香ばしさが減塩に役立つ

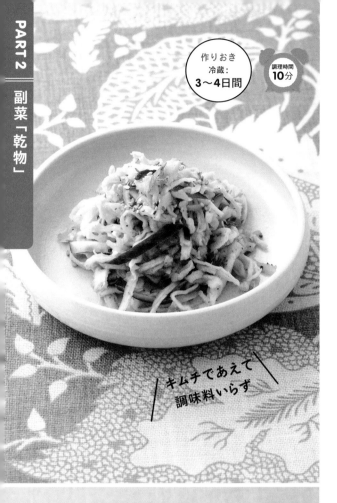

作りおき
冷蔵：
3〜4日間

調理時間
10分

キムチであえて
調味料いらず

切り干し大根と
きゅうりのキムチあえ

材料(4人分／作りやすい分量)

切り干し大根	20g
きゅうり	¼本(25g)
キムチ	30g
白いりごま	少々

**この料理の
栄養価**(1人分)

エネルギー	18kcal
塩分	0.2g
炭水化物	4.1g
食物繊維	1.3g

作り方

❶ 切り干し大根は水で戻し、水けをきっておく。きゅうりはせん切りに、キムチはざく切りにする。

❷ 1をあえて器に盛り、白いりごまをふる。

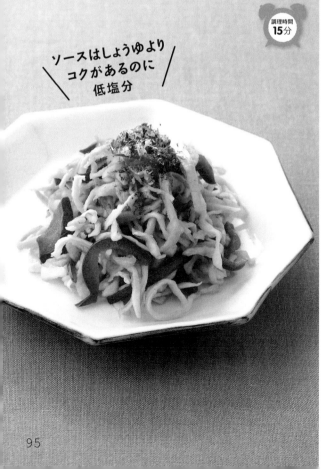

調理時間
15分

ソースはしょうゆより
コクがあるのに
低塩分

切り干し大根と
パプリカのソース炒め

材料(4人分／作りやすい分量)

切り干し大根	20g
赤パプリカ	¼個(30g)
切り干し大根の戻し汁	大さじ2
サラダ油	小さじ½
ウスターソース・しょうゆ	各小さじ½
青のり	少々

**この料理の
栄養価**(1人分)

エネルギー	22kcal
塩分	0.2g
炭水化物	4.3g
食物繊維	1.2g

作り方

❶ 切り干し大根は水で戻し、水けをきる。戻し汁はとっておく。赤パプリカは細切りにする。

❷ フライパンにサラダ油を入れて中火で熱し、切り干し大根とパプリカを炒め、しんなりとしたら切り干し大根の戻し汁、ソース、しょうゆを加える。器に盛り、青のりをふる。

ミックスビーンズの
カレーマリネ

調理時間 **5分**

作りおき
冷蔵：
3〜4日間

豆
食品の解説はP81へ

材料(2人分)

ミックスビーンズ	½パック(30g)
玉ねぎ(みじん切り)	大さじ1
A 酢	大さじ1
オリーブ油	小さじ1
砂糖	小さじ½
塩	小さじ⅙
カレー粉	少々

▼この料理の
栄養価(1人分)

エネルギー	46kcal
塩分	0.5g
炭水化物	5.2g
食物繊維	2.1g

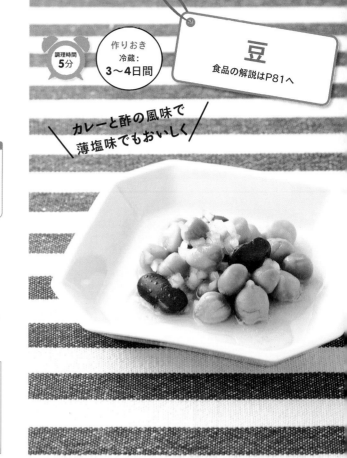

カレーと酢の風味で
薄塩味でもおいしく

作り方

ボウルに**A**を混ぜ合わせ、ミックスビーンズ、玉ねぎを入れて、合わせる。

血糖値を抑えるワザ 11

生ならエクストラバージンオイルを

オリーブ油は、動脈硬化を防ぐオレイン酸が豊富。オレイン酸は酸化されにくく、また風味豊かなので、少量でも満足できます。

いんげん豆の
ベーコン炒め

調理時間 **10分**

材料(2人分)

白いんげん豆(ゆで)	40g
ベーコン	½枚(10g)
ズッキーニ	¼本(50g)
塩・粗びきこしょう	各少々

▼この料理の
栄養価(1人分)

エネルギー	49kcal
塩分	0.4g
炭水化物	5.6g
食物繊維	3.1g

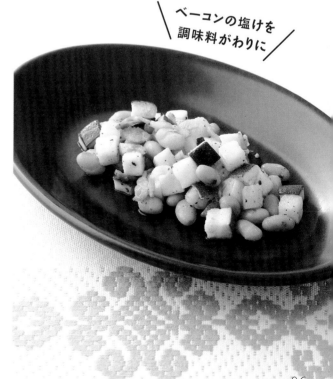

ベーコンの塩けを
調味料がわりに

作り方

 ズッキーニは小さめの角切りに、ベーコンは細切りにする。

❷ フライパンを中火で熱し、ベーコンを炒める。ベーコンに火が通ったら白いんげん豆、ズッキーニを加えて混ぜながら火を通し、塩、粗びきこしょうをふって味を調える。

作りおき
冷蔵：
3～4日間

調理時間
5分

（なじませる
時間は除く）

低エネルギーの
しいたけはうまみもある
優秀食材

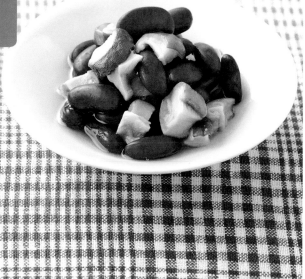

いんげん豆と
しいたけのピクルス

材料（2人分）

赤いんげん豆（ゆで）	1パック（50g）
しいたけ	3枚（45g）
A 酢・水	各大さじ1
砂糖	小さじ½
塩	小さじ⅙

▼この料理の
栄養価（1人分）

エネルギー	**43kcal**
塩分	0.5g
炭水化物	8.5g
食物繊維	4.5g

作り方

1 しいたけは1cm弱の角切りにし、電子レンジ（600W）で1分加熱し、水けをきる。

2 ボウルに**1**と赤いんげん豆、混ぜ合わせた**A**を入れて、あえる。

血糖値を抑えるワザ 12

酢にも血糖値の上昇を抑える効果が
酢には多くの有機酸が含まれています。この有機酸が、糖質をとったあとの急激な血糖値の上昇を防いでくれます。

作りおき
冷蔵：
3～4日間

調理時間
5分

（なじませる
時間は除く）

市販のドレッシングも
少量なら使用OK

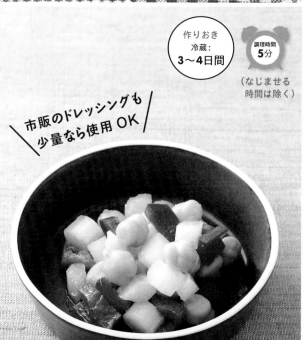

ひよこ豆とパプリカ、
セロリのサラダ

材料（2人分）

ひよこ豆（ゆで）	30g
赤パプリカ	¼個（30g）
セロリ	¼本（25g）
フレンチドレッシング（市販）	大さじ½

▼この料理の
栄養価（1人分）

エネルギー	**40kcal**
塩分	0.3g
炭水化物	6.1g
食物繊維	2.2g

作り方

1 赤パプリカとセロリは、それぞれ1cmの角切りにする。

2 ボウルに**1**とひよこ豆を入れ、フレンチドレッシングと合わせる。

おすすめ食材 18

パプリカは抗酸化作用がある
赤パプリカにはビタミンEが多く含まれています。抗酸化作用があり、糖尿病など生活習慣病の予防に役立ちます。

わかめのナムル

材料(4人分／作りやすい分量)

わかめ(塩蔵)	80g
長ねぎ(みじん切り)	10cm(17g)
しょうが(みじん切り)	¼かけ
にんにく(みじん切り)	¼かけ
ごま油	小さじ1
A 酒	小さじ1
┴ しょうゆ	小さじ⅓
一味とうがらし	少々
白いりごま	少々

▼この料理の栄養価(1人分)

エネルギー	16kcal
塩分	0.3g
炭水化物	1.3g
食物繊維	0.8g

作り方

① わかめは水で戻して、ひと口大に切る。

② フライパンにごま油、長ねぎ、しょうが、にんにくを入れて中火にかけ、香りが立ってきたら1を加えて炒め、Aを回し入れてからめる。器に盛り、一味とうがらし、白いりごまをひねってふる。

塩蔵わかめを使って食べごたえアップ

ひじきとおかひじきのからしあえ

材料(2人分)

ひじき	5g
おかひじき	50g
A みりん	小さじ1
┴ 練りからし・しょうゆ	各小さじ½

▼この料理の栄養価(1人分)

エネルギー	22kcal
塩分	0.4g
炭水化物	4.3g
食物繊維	1.9g

作り方

① ひじきはさっとゆで、水けをきっておく。おかひじきはざく切りにし、さっとゆでる。

② ボウルに1を合わせ、Aであえる。

調理時間 10分　作りおき 冷蔵: 3〜4日間

ほんのりしょうゆ味とからしをきかせて

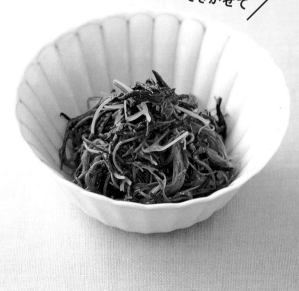

血糖値を抑えるワザ 13

インスリンの作用を高めるクロムも豊富

ひじきには、インスリンの作用を高めるクロムがほかの海藻よりも豊富。タンニンも多く含まれ、血糖値を下げ動脈硬化を予防します。

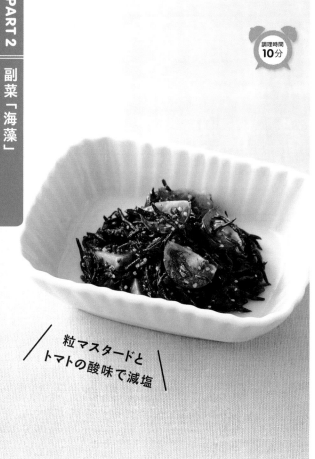

粒マスタードと
トマトの酸味で減塩

調理時間
10分

ひじきと
トマトのサラダ

材料(2人分)

ひじき	10g
ミニトマト	5個(75g)
A 粒マスタード	小さじ1
オリーブ油	小さじ1
塩・こしょう	各少々

▼この料理の
栄養価(1人分)

エネルギー	44kcal
塩分	0.4g
炭水化物	6.0g
食物繊維	3.1g

作り方

❶ ひじきは、ゆでてよく水けをきる。ミニトマトは4等分に切る。

❷ ボウルに**1**を合わせ、**A**であえる。

おすすめ食材 19

オリーブ油は抗酸化作用が強力
植物油は脂肪酸の種類によって、健康効果が異なります。中でもオリーブ油は酸化しにくく、抗酸化作用のあるオレイン酸が豊富です。

作りおき
冷蔵:
4〜5日間

調理時間
15分

酢は塩分ゼロの
優秀調味料

刻み昆布の
酢じょうゆ煮

材料(6人分/作りやすい分量)

刻み昆布	20g
だし汁	½カップ
しょうゆ・酢・酒	各大さじ1

▼この料理の
栄養価(1人分)

エネルギー	8kcal
塩分	0.5g
炭水化物	2.0g
食物繊維	1.3g

作り方

❶ 刻み昆布は、水で戻して、水けをきる。

❷ 鍋に**1**とだし汁、しょうゆ、酢、酒を入れて中火にかけ、沸騰したら落としぶたをし、煮汁が少なくなるまで弱火で煮る。

血糖値を抑えるワザ 14

昆布のぬるぬるが血糖値を抑える
昆布のぬるぬるのもとは、水溶性食物繊維の一種のアルギン酸やフコイダン。これらは血糖値の上昇を抑えるはたらきがあります。

えのきの梅肉あえ

材料(2人分)

えのきたけ	1パック(80g)
梅干し	½個
A みりん	小さじ1
薄口しょうゆ	小さじ½

▼この料理の
栄養価(1人分)

エネルギー	22kcal
塩分	0.5g
炭水化物	4.6g
食物繊維	1.6g

作り方

① えのきたけは、3㎝長さに切り、さっとゆでる。梅干しは、果肉をとってたたく。

② ボウルに1とAを入れて合わせる。

血糖値を抑えるワザ 15

梅干しにも食物繊維が含まれている

梅や梅干しにも食物繊維が含まれているので、塩分や酸味を生かして、さまざまな料理に使いましょう。

きのこの
ガーリック蒸し

材料(2人分)

しいたけ	2枚(30g)
しめじ	¼パック(23g)
まいたけ	¼パック(23g)
にんにく	½かけ
塩・こしょう	各少々
オリーブ油	小さじ½

▼この料理の
栄養価(1人分)

エネルギー	19kcal
塩分	0.3g
炭水化物	2.4g
食物繊維	1.6g

作り方

① しいたけは軸をとり、十字に4等分に裂く。しめじとまいたけは、それぞれ石づきをとり、ほぐす。にんにくは、薄切りにする。

② アルミホイルを二重にして広げ、1を入れ、塩、こしょうをふる。オリーブ油をかけ、ホイルの口を閉じて、オーブントースターで10分焼く。

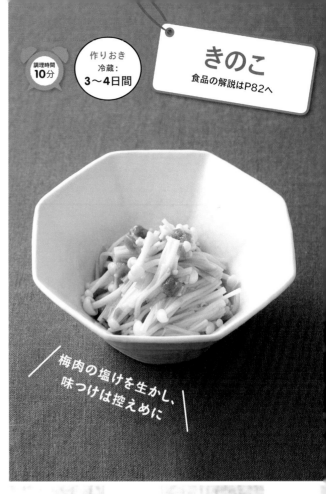

調理時間 10分

作りおき
冷蔵:
3〜4日間

きのこ
食品の解説はP82へ

梅肉の塩けを生かし、味つけは控えめに

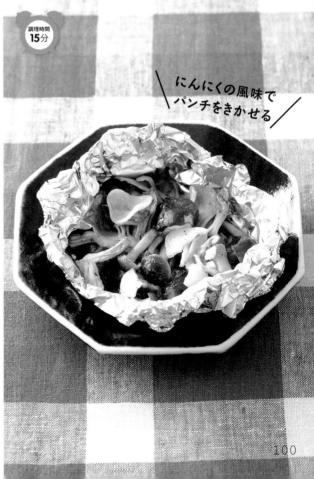

調理時間 15分

にんにくの風味で
パンチをきかせる

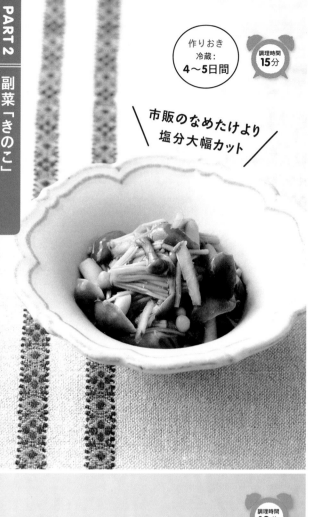

作りおき
冷蔵：
4〜5日間

調理時間
15分

市販のなめたけより
塩分大幅カット

自家製なめたけ

材料（6人分／作りやすい分量）

えのきたけ	1パック（80g）
なめこ	1パック（90g）
しめじ	1パック（90g）
しょうが	1かけ
しょうゆ・みりん・酒	各大さじ1

▼この料理の
栄養価（1人分）

エネルギー	18kcal
塩分	0.4g
炭水化物	4.3g
食物繊維	1.6g

作り方

❶ えのきたけは 3cm長さに切る。しめじは石づきをとってほぐす。しょうがはせん切りにする。

❷ 鍋に1となめこ、しょうゆ、みりん、酒を入れて煮立てる。弱火で汁けが少なくなるまで煮る。

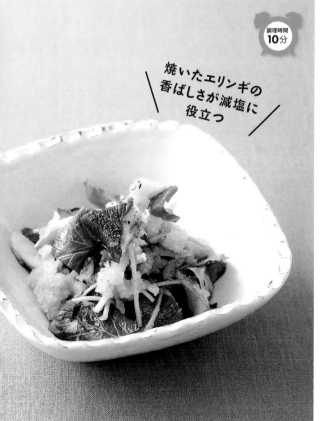

調理時間
10分

焼いたエリンギの
香ばしさが減塩に
役立つ

焼きエリンギの
おろしあえ

材料（2人分）

エリンギ	2本（100g）
大根おろし	½カップ（100g）
三つ葉	1株（30g）
ポン酢しょうゆ	大さじ1
七味とうがらし	少々

▼この料理の
栄養価（1人分）

エネルギー	30kcal
塩分	0.7g
炭水化物	6.4g
食物繊維	2.7g

作り方

❶ エリンギはグリルで焼き色がつくまで焼き、食べやすく裂く。

❷ ボウルに大根おろし、ざく切りにした三つ葉、1を合わせ、ポン酢しょうゆであえる。器に盛り、七味とうがらしをふる。

れんこんなます

材料(2人分)

れんこん	8cm(80g)
にんじん	⅑本(20g)
赤とうがらし	¼本
A 酢	大さじ1
砂糖	小さじ½
しょうゆ	小さじ½
塩	少々

▼この料理の
栄養価(1人分)

エネルギー	37kcal
塩分	0.5g
炭水化物	8.2g
食物繊維	1.1g

作り方

❶ れんこんとにんじんは、それぞれいちょう切りにし、ゆでて、水けをきる。とうがらしは小口切りにする。

❷ ボウルにとうがらしと A を合わせ、れんこんとにんじんを加えてあえる。

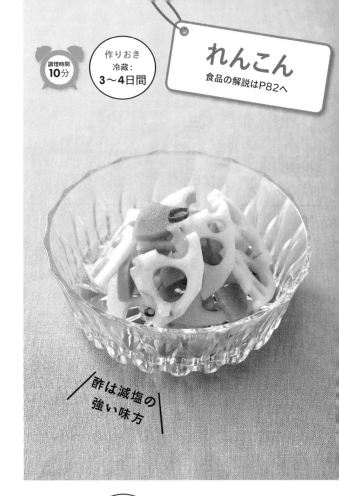

調理時間 10分

作りおき
冷蔵:
3〜4日間

れんこん
食品の解説はP82へ

酢は減塩の
強い味方

れんこんの洋風きんぴら

調理時間 10分

作りおき
冷蔵:
3〜4日間

材料(2人分)

れんこん	10cm(100g)
にんにく	½かけ
オリーブ油	小さじ1
塩・粗びきこしょう	各少々

▼この料理の
栄養価(1人分)

エネルギー	53kcal
塩分	0.3g
炭水化物	8.1g
食物繊維	1.1g

作り方

❶ れんこんは、長めの乱切りにする。にんにくはつぶす。

❷ フライパンにオリーブ油とにんにくを入れて中火で熱し、れんこんを炒め、火が通ったら塩、こしょうで味を調える。

おすすめ食材 20

にんにくはインスリンの分泌を促進する

にんにくには、すい臓を刺激してインスリンの分泌を促進するはたらきや、肝臓でブドウ糖を代謝するはたらきがあります。

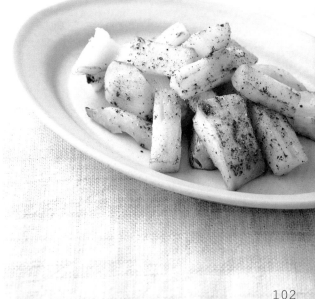

にんにくをしっかり
きかせて減塩

作りおき
冷蔵：
3〜4日間

調理時間
10分

からしとかつお節で
風味をアップ

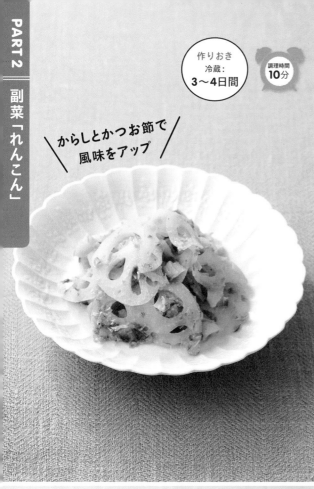

れんこんの
からしあえ

材料(2人分)

れんこん	10㎝(100g)
練りからし	小さじ½
しょうゆ	小さじ½
かつお節	小1パック(3g)

●この料理の
栄養価(1人分)

エネルギー	44kcal
塩分	0.4g
炭水化物	8.5g
食物繊維	1.0g

作り方

❶ れんこんは薄い半月切りにして、さっとゆでる。

❷ ボウルに、**1**、からし、しょうゆ、かつお節を入れて、あえる。

> **おすすめ食材 21**
>
> 便秘解消、肥満予防効果も
> れんこんには、不溶性食物繊維が豊富です。不溶性食物繊維には、便秘を解消し、肥満を予防する効果も期待できます。

作りおき
冷蔵：
3〜4日間

調理時間
10分

マヨネーズと
すりごまが味の決め手

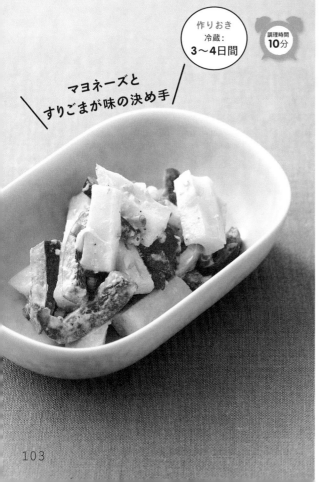

れんこんとパプリカの
マヨごまサラダ

材料(2人分)

れんこん	6㎝(60g)
赤パプリカ	¼個(30g)
小ねぎ	少々
A マヨネーズ・ 白すりごま	各小さじ1
薄口しょうゆ	小さじ1弱

●この料理の
栄養価(1人分)

エネルギー	49kcal
塩分	0.5g
炭水化物	6.3g
食物繊維	1.1g

作り方

❶ れんこんは棒状に切る。赤パプリカは細切りに、小ねぎは小口切りにする。

❷ れんこんと赤パプリカをさっとゆで、**A**とあえる。器に盛り、小ねぎをふる。

こんにゃくの
ペペロンチーノ

材料(2人分)

こんにゃく	½枚(100g)
にんにく(みじん切り)	¼かけ
赤とうがらし	¼本
オリーブ油	小さじ1
塩	少々
小ねぎ	1本(5g)

▼この料理の
栄養価(1人分)

エネルギー	22kcal
塩分	0.5g
炭水化物	1.5g
食物繊維	1.3g

作り方

❶ こんにゃくは短冊切りにする。とうがらしと小ねぎは、それぞれ小口切りにする。

❷ フライパンににんにく、赤とうがらし、オリーブ油を入れて中火で熱し、香りが立ったら、こんにゃくを炒める。火が通ったら塩で味を調え、器に盛り、小ねぎを散らす。

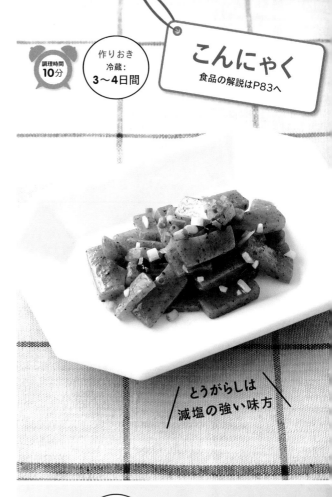

調理時間 **10分**　作りおき 冷蔵: **3～4日間**

こんにゃく
食品の解説はP83へ

とうがらしは
減塩の強い味方

しらたきのチャプチェ

材料(2人分)

しらたき	½パック(100g)
豆もやし	⅙袋(30g)
赤パプリカ	⅛個(15g)
豚ひき肉	20g
しょうゆ	小さじ1
ごま油	小さじ½

▼この料理の
栄養価(1人分)

エネルギー	42kcal
塩分	0.5g
炭水化物	2.6g
食物繊維	1.9g

作り方

❶ しらたきはざく切りに、豆もやしは、ひげ根をとる。赤パプリカは細切りにする。

❷ フライパンを中火で熱し、**1**のしらたきをからいりする。水分がなくなったら、しょうゆを加えてからめ、ボウルに移す。

❸ **2**のフライパンにごま油を入れて中火で熱し、豚ひき肉を炒める。色が変わってきたら豆もやしと赤パプリカを加え、しんなりとしたら**2**に加えてあえる。

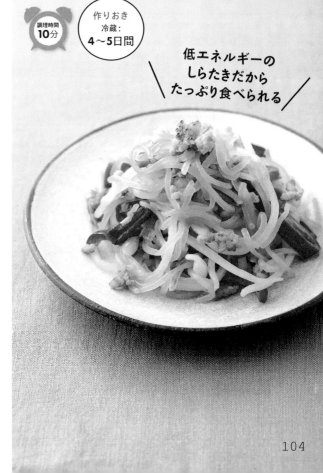

調理時間 **10分**　作りおき 冷蔵: **4～5日間**

低エネルギーの
しらたきだから
たっぷり食べられる

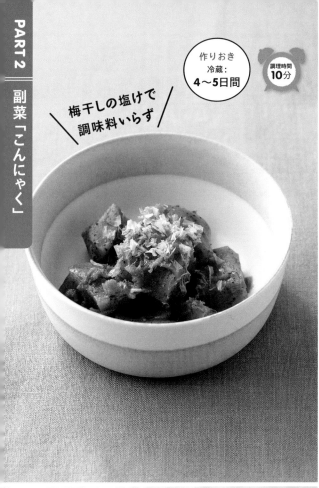

梅干しの塩けで
調味料いらず

作りおき
冷蔵：
4〜5日間

調理時間
10分

こんにゃくの梅煮

材料（2人分）

こんにゃく	½枚（100g）
梅干し	½個
だし汁	½カップ
かつお節	小1パック（3g）

●この料理の栄養価（1人分）

エネルギー	9kcal
塩分	0.4g
炭水化物	1.5g
食物繊維	1.2g

作り方

❶ こんにゃくは、ひと口大にちぎる。

❷ 1、梅干し、だし汁を合わせて鍋に入れて中火にかけ、汁けが少なくなるまで煮る。器に盛り、かつお節をふりかける。

おすすめ食材 22

梅干しには有機酸が豊富

梅干しの酸味のもとである有機酸には、糖質を効率よく燃やす成分が含まれています。

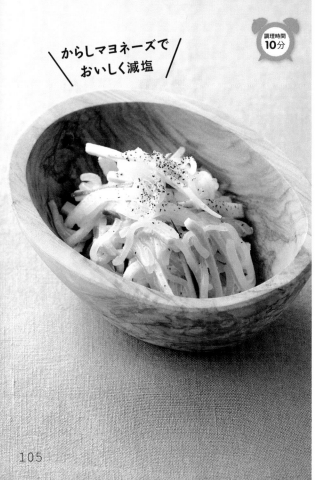

からしマヨネーズで
おいしく減塩

調理時間
10分

しらたきの春雨サラダ風

材料（2人分）

しらたき	½パック（100g）
ハム	½枚（10g）
きゅうり	¼本（25g）
マヨネーズ	小さじ2
練りからし	小さじ½
黒こしょう	少々

●この料理の栄養価（1人分）

エネルギー	47kcal
塩分	0.3g
炭水化物	2.6g
食物繊維	1.6g

作り方

❶ しらたきはざく切りにし、ゆでて水けをしっかりときる。ハムときゅうりはそれぞれ細切りにする。

❷ ボウルに、1、マヨネーズ、練りからしを入れて、よくあえる。器に盛り、黒こしょうをふる。

さといもの
塩昆布あえ

材料(2人分)

さといも	3個(正味100g)
塩昆布	2g

▼この料理の栄養価(1人分)

エネルギー	28kcal
塩分	0.2g
炭水化物	6.9g
食物繊維	1.3g

作り方

❶ さといもは、ひと口大に切り、ゆでて粗くつぶす。

❷ 1と塩昆布をあえる。

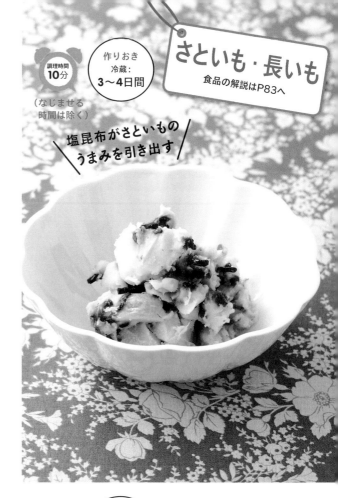

調理時間 **10分**
（なじませる時間は除く）

作りおき
冷蔵：
3〜4日間

さといも・長いも
食品の解説はP83へ

塩昆布がさといもの
うまみを引き出す

さといもの
和風ポテサラ

材料(2人分)

さといも	3個(正味100g)
きゅうり	¼本 (25g)
塩	少々
梅干し	¼個
マヨネーズ	小さじ1
かつお節	小¼パック (0.8g)

▼この料理の栄養価(1人分)

エネルギー	43kcal
塩分	0.4g
炭水化物	7.1g
食物繊維	1.3g

作り方

❶ さといもはひと口大に切り、ゆでる。きゅうりは小口切りにして塩もみし、水けをきる。梅干しは果肉をたたく。

❷ ボウルに1のさといもときゅうりを合わせ、梅肉、マヨネーズ、かつお節であえる。

調理時間 **10分**

作りおき
冷蔵：
3〜4日間

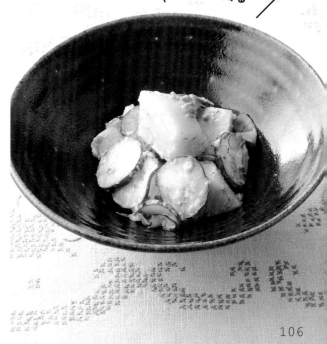

少しのマヨネーズでも
コクが出る

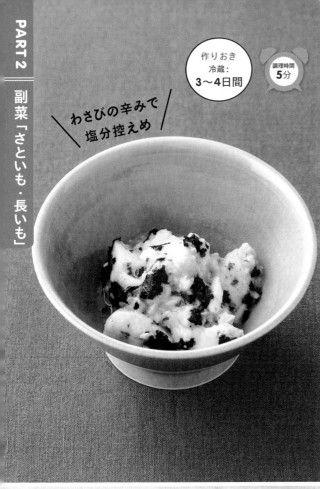

わさびの辛みで
塩分控えめ

作りおき
冷蔵：
3〜4日間

調理時間
5分

長いもの
のりわさびあえ

材料（2人分）

長いも	100g
焼きのり	¼枚
わさび	小さじ¼
しょうゆ	小さじ1

この料理の栄養価（1人分）

エネルギー	37kcal
塩分	0.5g
炭水化物	7.7g
食物繊維	0.6g

作り方

❶ 長いもは、ポリ袋に入れて、麺棒などでたたいてつぶす。焼きのりは、ちぎる。

❷ 1とわさび、しょうゆをあえる。

おすすめ食材 23

のりで糖尿病改善

のりには、クロムが含まれ、亜鉛とともにインスリンの合成にはたらき、糖尿病の改善に効果的です。毎日少しずつ食べましょう。

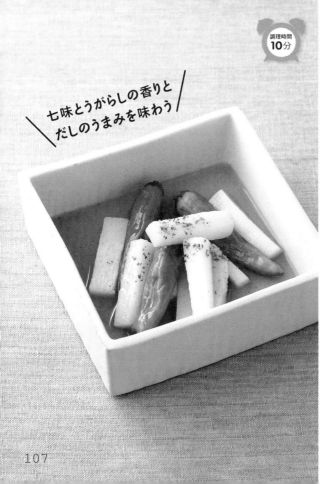

調理時間
10分

七味とうがらしの香りと
だしのうまみを味わう

長いもの煮浸し

材料（2人分）

長いも	80g
ししとう	6本（36g）
だし汁	½カップ
しょうゆ・みりん	各小さじ1
七味とうがらし	少々

この料理の栄養価（1人分）

エネルギー	37kcal
塩分	0.5g
炭水化物	8.3g
食物繊維	1.1g

作り方

❶ 長いもは棒状に切る。ししとうは、つまようじなどで数か所穴をあける。

❷ 鍋に1と、だし汁、しょうゆ、みりんを入れて中火にかけて熱し、2〜3分煮る。器に盛り、七味とうがらしをふる。

もっとおいしく 10

ししとうに穴をあけて破裂を防ぐ

ししとうは、煮たり焼いたりする前に、つまようじなどで穴をあけておけば破裂する恐れがなくなり、味もよくしみこみます。

"見える塩分"を減らす 調味料のかしこい使い方

① 調理に使う調味料は 計量スプーンで量る

調味料を使うときに、ボトルからじかに鍋やフライパンに入れる習慣がついている人は、塩分やカロリーが過剰になっているおそれが。目分量や味見の感覚に頼らず、計量スプーンを使用して計量するようにします。取り出しやすい場所に計量スプーンを置くのが、計量を習慣にするコツです。

[主な調味料の塩分量]

塩	少々（2本指でつまむ）	約0.5g
	ひとつまみ（3本指でつまむ）	約1g
しょうゆ	濃口・大さじ1杯	2.6g
	薄口・大さじ1杯	2.9g
みそ	だしみそ・大さじ1杯	2.1g
	赤みそ・大さじ1杯	2.3g
	白みそ・大さじ1杯	1.1g
	信州みそ・大さじ1杯	2.2g
ソース	ウスター・大さじ1杯	1.5g
	中濃・大さじ1杯	1.0g
トマトケチャップ	大さじ1杯	0.5g
マヨネーズ	大さじ1杯	0.2g

② 味つけに メリハリをつける

すべての料理の塩分を均等に減らすと、もの足りなさを感じてしまうことも。主菜は濃いめの味つけにし、そのほかの塩分を抑えることで、献立の味つけにメリハリをつけましょう。しっかりと味を感じられる料理が1品あると、食事全体の満足度がアップします。

③ "かける"より"つける"ほうが減塩に

調味料は、料理に直接かけるよりも、小皿に出してつけるほうが減塩になります。刺身ならば、小皿に小さじ1杯程度のしょうゆを出し、ほんの少しつけるのがポイントです。はじめはもの足りなく感じるかもしれませんが、舌先にのせるようにして食べれば、塩分を感じられます。

④ 減塩タイプの 調味料を使う

生活習慣病の予防には料理の塩分を減らすのが基本ですが、薄味の料理に慣れないという人も多いでしょう。減塩を継続させるコツは、まずしょうゆ、みそ、塩、ソースなどを減塩タイプの調味料にかえることです。味をほとんど変えることなく、塩分を3割ほどカットすることができます。

[主な減塩タイプの調味料の塩分量]

減塩しょうゆ	濃口・大さじ1杯	1.5g
減塩みそ	大さじ1杯	1.9g

⑤ 昆布やかつお節などを使って 天然のだしをきかせる

煮物や汁ものなどを作るときには、昆布やかつお節などの天然のだしをしっかりとるようにしましょう。だしのうまみや香りによって、塩やしょうゆはごく少なめにしても満足できる味つけになります。

PART 3

一皿でバランスよく栄養がとれる!

ごはんもの・麺・パンレシピ

ごはんものや麺類などは、手軽に作れて、一皿でバランスよく栄養がとれます。
PART3では肉や魚介などと、ごはんや麺、パンなどの炭水化物を
バランスよくとれる定番メニューを紹介します。
1日にとれる適正エネルギー摂取量に合わせて、2段階から分量を選んでください。

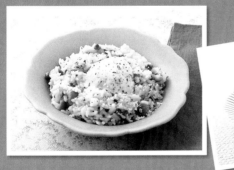
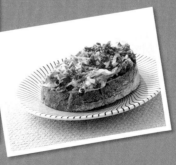

焼き肉野菜丼

調理時間
15分

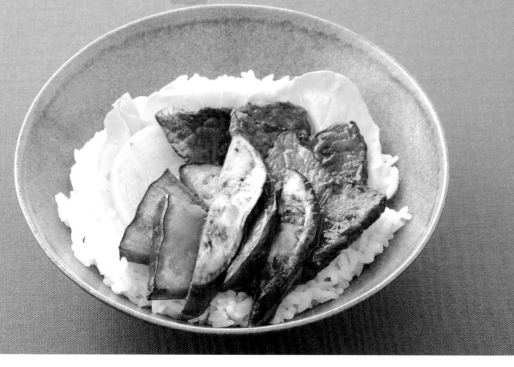

材料(2人分)

材料(2人分)	1日の摂取カロリー 1200～1500kcalの人	1日の摂取カロリー 1600～1800kcalの人
牛もも肉(焼き肉用)	120g	120g
なす	½本(40g)	½本(40g)
かぼちゃ	¹⁄₃₂個(50g)	¹⁄₃₂個(50g)
玉ねぎ	中¼個(50g)	中¼個(50g)
サラダ油	小さじ1	小さじ1
焼き肉のたれ(市販)	大さじ1	大さじ1
ごはん	300g	400g
サラダ菜	小10枚(100g)	小10枚(100g)

作り方

❶ なすとかぼちゃはそれぞれ薄切りに、玉ねぎは輪切りにする。

❷ フライパンにサラダ油を入れて中火で熱し、牛肉と❶を焼く。野菜に火が通ったらとり出し、焼き肉のたれを加えて牛肉にからめる。

❸ 器にごはんを盛り、サラダ菜をしき、その上に❷をのせる。

おすすめ献立例

+ 刻み昆布の酢じょうゆ煮

▶P99

+ きゅうりとわかめの韓国風スープ

▶P137

▼この料理の栄養価(1人分)

	1日の摂取カロリー 1200～1500kcalの人	1日の摂取カロリー 1600～1800kcalの人
エネルギー	421kcal	499kcal
塩分	0.8g	0.8g
炭水化物	68.4g	87.0g
食物繊維	4.9g	5.6g

おいしい減塩のポイント14

焼き肉のたれは焼くときにからめる

焼き肉のたれは、肉を焼いてからつけるのではなく、肉を焼くときに一緒にからめます。そうすることで、味がしっかりしみ込み、塩分控えめなのに、野菜やごはんを巻いて食べても、おいしくいただけます。

市販の焼き鳥缶を丼にアレンジ

ねぎたっぷり焼き鳥丼

調理時間 10分

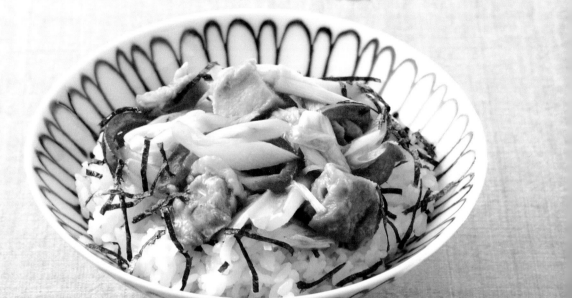

材料（2人分）

	1日の摂取カロリー 1200〜 1500kcalの人	1日の摂取カロリー 1600〜 1800kcalの人
焼き鳥缶	1缶（85g）	1缶（85g）
長ねぎ	1本（100g）	1本（100g）
赤パプリカ	¼個（30g）	¼個（30g）
ごま油	小さじ2	小さじ2
ごはん	300g	400g
刻みのり	2g	2g

作り方

① 長ねぎは斜め切りに、赤パプリカは細切りにする。

② フライパンにごま油を入れて中火で熱し、1を入れて炒める。野菜がしんなりとしてきたら、焼き鳥を缶のたれごと加えて、からめる。

③ 器にごはんを入れて2を盛り、刻みのりを散らす。

おすすめ献立例

+ 切り干し大根と ひじきのすし酢あえ

▶P94

+ 白菜としめじの すまし汁

▶P134

▼この料理の栄養価（1人分）

1日の摂取カロリー 1200〜 1500kcalの人	1日の摂取カロリー 1600〜 1800kcalの人
エネルギー 368kcal	エネルギー 446kcal
塩分 0.9g	塩分 0.9g
炭水化物 64.8g	炭水化物 83.4g
食物繊維 4.1g	食物繊維 4.9g

おいしい減塩のポイント 15

市販の缶詰も野菜と合わせてよりおいしく
市販の缶詰は、それだけで食べると塩分が高くなりがち。でも、野菜を合わせるなど、ひと手間加えた一皿にすることで、余分な調味料を使わずにおいしくいただけます。

新鮮な魚を生で食べて、DHAやEPAをとる！

海鮮丼

調理時間 **15分** （漬ける時間は除く）

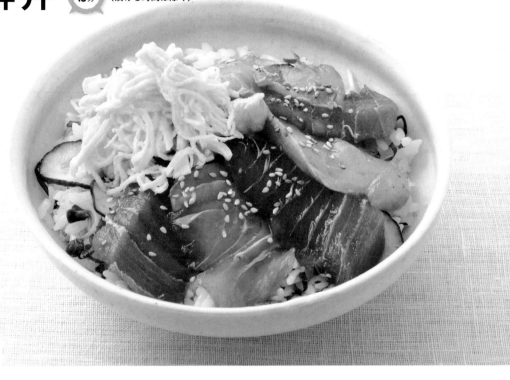

材料(2人分)

	1日の摂取カロリー 1200〜 1500kcalの人	1日の摂取カロリー 1600〜 1800kcalの人
刺身(赤身・白身)	各80g	各100g
しょうゆ	大さじ½	大さじ½
きゅうり	¼本(25g)	¼本(25g)
塩	少々	少々
青じそ	3枚	3枚
サラダ油	小さじ½	小さじ½
卵	1個(50g)	1個(50g)
ごはん	300g	400g
貝割れ菜	¼パック(10g)	¼パック(10g)

作り方

1 きゅうりは小口切りにし、塩でもんでおく。青じそはせん切りにする。

2 刺身はしょうゆに15分程度漬けておく。

3 フライパンにサラダ油を入れて中火で熱し、割りほぐした卵を薄く流し入れて焼く。冷まして細切りにし、錦糸卵を作る。

4 ごはんに水けをしぼったきゅうりと青じそ、貝割れ菜を混ぜて器に盛り、**2** の刺身と **3** の錦糸卵をのせて、わさび小さじ⅛(分量外)をそえる。

おすすめ献立例

+ モロヘイヤの
めかぶあえ
▶P90

+ 三つ葉とえのき
のすまし汁
▶P135

▼この料理の栄養価(1人分)

1日の摂取カロリー 1200〜 1500kcalの人	1日の摂取カロリー 1600〜 1800kcalの人
エネルギー **385kcal**	エネルギー **488kcal**
塩分 **1.0g**	塩分 **1.0g**
炭水化物 **57.2g**	炭水化物 **75.8g**
食物繊維 **2.6g**	食物繊維 **3.3g**

おいしい減塩のポイント**16**

刺身は"づけ"にする

刺身は、しょうゆ大さじ½で"づけ"にします。この量のしょうゆで"づけ"にすれば、塩分控えめなのにしっかり味がつきます。また、塩でもんだきゅうりやしそをごはんに混ぜることで、ごはんにも味と香りがつくため、最後までおいしくいただけます。

ほたて缶と "あん" のうまみで減塩

ほたてのあんかけごはん

調理時間 **15分**

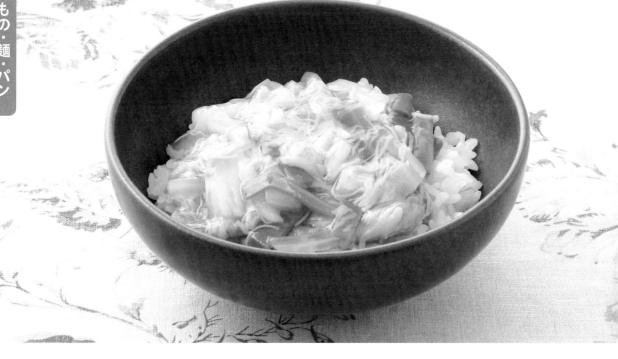

材料(2人分)

	1日の摂取カロリー 1200～ 1500kcalの人	1日の摂取カロリー 1600～ 1800kcalの人
ほたて水煮缶	100g	100g
白菜	1枚(100g)	1枚(100g)
にんじん	3㎝(30g)	3㎝(30g)
A 水	¾カップ	¾カップ
鶏ガラスープの素(顆粒)	小さじ½	小さじ½
オイスターソース	小さじ½	小さじ½
水溶き片栗粉*	小さじ4	小さじ4
ごはん	300g	400g

＊片栗粉小さじ2を同量の水で溶く

作り方

❶ 白菜はざく切りに、にんじんは短冊切りにする。ほたて水煮は粗くほぐしておく。

❷ 鍋に A、❶のにんじんを入れて煮立て、にんじんがやわらかくなったら白菜とほたて水煮を加える。白菜がしんなりとしたら水溶き片栗粉を回し入れ、とろみをつけて、器に盛ったごはんにのせる。

おすすめ献立例

＋ さといもの
和風ポテサラ

▶P106

＋ ほうれん草としいたけのすまし汁

▶P135

▼この料理の栄養価(1人分)

1日の摂取カロリー 1200～ 1500kcalの人		1日の摂取カロリー 1600～ 1800kcalの人	
エネルギー	302kcal	エネルギー	380kcal
塩分	1.1g	塩分	1.1g
炭水化物	62.3g	炭水化物	80.9g
食物繊維	3.3g	食物繊維	4.0g

おすすめ食材 **24**

ほたては生も缶詰も亜鉛が豊富

ほたてには、インスリンの材料になる亜鉛が豊富に含まれています。缶詰でも、その量はほとんど変わりません。またタウリンも多く、血圧やコレステロールの低下、心臓機能の強化などの作用があることもわかっています。

食欲がない日にもおすすめのスタミナメニュー

豆腐キムチ丼

調理時間 **15分** （水きりする時間は除く）

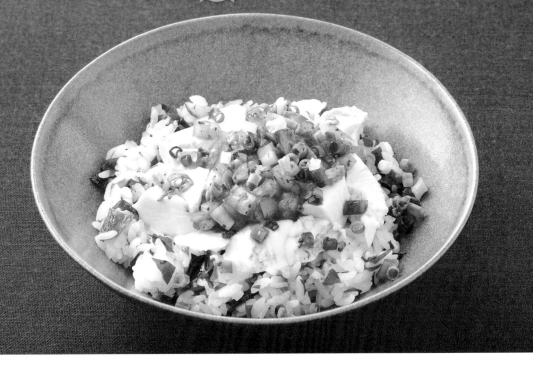

材料(2人分)

	1日の摂取カロリー 1200～1500kcalの人	1日の摂取カロリー 1600～1800kcalの人
絹ごし豆腐	½丁(150g)	⅔丁(200g)
キムチ	40g	40g
わかめ(塩蔵)	20g	20g
小ねぎ	1本(5g)	1本(5g)
ごはん	300g	400g
しょうゆ	小さじ1	小さじ1
ごま油	小さじ2	大さじ1

作り方

1 絹ごし豆腐はペーパータオルに包み、重しをのせて15分程度水きりしたあと、2等分にする。キムチは食べやすい大きさに刻む。わかめは水で戻して刻み、小ねぎは小口切りにする。

2 ごはんに**1**のわかめを混ぜて器に盛る。くずした豆腐、キムチをのせて、小ねぎを散らし、しょうゆ、ごま油をかける。

おすすめ献立例

+ しらたきの 春雨サラダ風

▶P105

+ きくらげととうがん の中華スープ

▶P136

♥この料理の栄養価(1人分)

1日の摂取カロリー 1200～1500kcalの人	1日の摂取カロリー 1600～1800kcalの人
エネルギー **322kcal**	エネルギー **432kcal**
塩分 **1.2g**	塩分 **1.2g**
炭水化物 **59.1g**	炭水化物 **78.2g**
食物繊維 **3.9g**	食物繊維 **4.9g**

もっとおいしく **11**

豆腐の水きりはしっかりと

サラダに入れたり、ひき肉のかさ増しに使ったりするときには、豆腐の水きりが重要です。水きりが中途半端だと、調理中にムダな水分が出てしまい、味が薄くなってしまうことも。豆腐をペーパータオルで包んで重しをのせ、15分程度おいてから使います。

114

温泉卵を割り混ぜて満足感アップ

きのことほうれん草のリゾット風

調理時間 20分

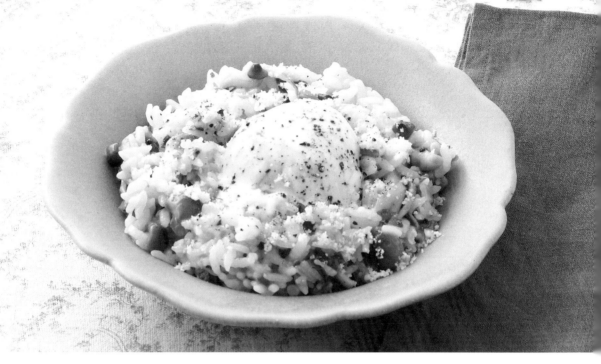

材料(2人分)

	1日の摂取カロリー 1200〜1500kcalの人	1日の摂取カロリー 1600〜1800kcalの人
しめじ	1パック(90g)	1パック(90g)
マッシュルーム	6個(90g)	6個(90g)
ほうれん草	2株(50g)	2株(50g)
玉ねぎ	¼個(50g)	¼個(50g)
にんにく(みじん切り)	½かけ	½かけ
ごはん	300g	400g
オリーブ油	小さじ1	小さじ1
コンソメ(顆粒)	小さじ½	小さじ¾
水	1〜2カップ	1½〜2½カップ
塩・こしょう	各少々	各少々
温泉卵	2個	2個

▼この料理の栄養価(1人分)

	1日の摂取カロリー 1200〜1500kcalの人	1日の摂取カロリー 1600〜1800kcalの人
エネルギー	369kcal	449kcal
塩分	1.0g	1.2g
炭水化物	62.7g	81.4g
食物繊維	5.9g	6.6g

おすすめ献立例
+ れんこんの洋風きんぴら

▶P102

作り方

❶ しめじは石づきをとり、半分の長さに切ってほぐす。マッシュルームは薄切りに、玉ねぎはみじん切りにする。ほうれん草は熱湯でゆでて刻んでおく。

❷ ごはんは、さっと水洗いし、ぬめりをとっておく。

❸ フライパンにオリーブ油とにんにくを入れて中火で熱し、香りが立ってきたら、玉ねぎを加える。玉ねぎがしんなりとしたら、しめじとマッシュルームを加えて炒める。

❹ ❸に❷のごはん、❶のほうれん草、コンソメ、水を加えて煮込み、水分がなくなってきたら、塩、こしょうで味を調える。

❺ 器に盛り、温泉卵をのせ、粉チーズ小さじ2(分量外)とこしょうをふる。

カリフラワーのドライカレー

調理時間 **25分**

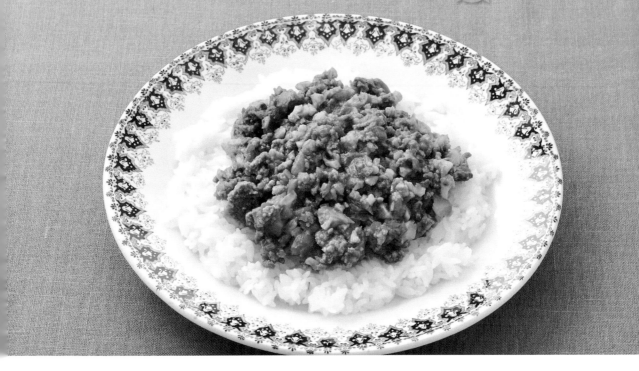

材料(2人分)

	1日の摂取カロリー 1200〜1500kcalの人	1日の摂取カロリー 1600〜1800kcalの人
カリフラワー	2房(80g)	2房(80g)
合いびき肉	120g	120g
ピーマン	1個(30g)	1個(30g)
玉ねぎ	¼個(50g)	¼個(50g)
サラダ油	小さじ1	小さじ1
カレー粉	大さじ½	大さじ½
トマトジュース(無塩)	1カップ	1カップ
トマトケチャップ	小さじ2	小さじ2
ごはん	300g	400g
塩	小さじ⅙	小さじ⅙

作り方

❶ カリフラワー、ピーマン、玉ねぎは、それぞれみじん切りにする。

❷ フライパンにサラダ油を入れて中火で熱し、1を炒める。しんなりとしてきたら合いびき肉を加え、ポロポロになるまで炒める。

❸ カレー粉をなじませ、トマトジュースとトマトケチャップを加えて、汁けがなくなるまで煮込み、塩で味を調える。器に盛ったごはんにかける。

おすすめ献立例

+ オクラとみょうがのピクルス

▶P89

▼この料理の栄養価(1人分)

1日の摂取カロリー 1200〜1500kcalの人	1日の摂取カロリー 1600〜1800kcalの人
エネルギー 436kcal	エネルギー 514kcal
塩分 0.8g	塩分 0.8g
炭水化物 67.2g	炭水化物 85.8g
食物繊維 5.5g	食物繊維 6.3g

食べごたえアップのヒケツ 2

野菜を細かく切ってかさ増しする

カリフラワーやピーマン、玉ねぎを細かく切って入れることで、かさ増しになります。肉以外の食感が加わるため、歯ごたえも楽しめ、満足感をアップしてくれます。

こんがり焼いたねぎで香ばしさをプラス

鶏南蛮そば

調理時間 **20分**

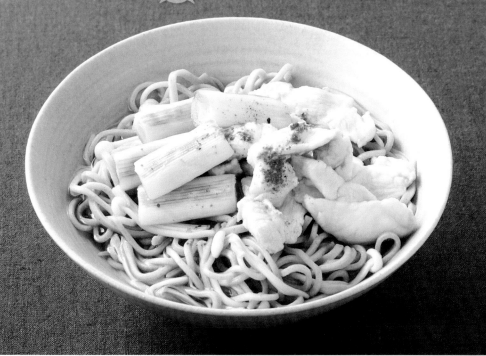

材料(2人分)

	1日の摂取カロリー 1200〜1500kcalの人	1日の摂取カロリー 1600〜1800kcalの人
鶏ささみ	2本(90g)	4本(180g)
酒	小さじ2	小さじ2
片栗粉	適量	適量
長ねぎ	1本(100g)	1本(100g)
えのきたけ	½パック(40g)	½パック(40g)
ゆでそば	2玉(400g)	2½玉(500g)
A 水	1½カップ	1½カップ
めんつゆ(ストレート)	⅓カップ	⅓カップ
七味とうがらし	少々	少々

作り方

① 鶏ささみは、観音開きにして、ひと口大のそぎ切りにし、酒をふる。長ねぎはぶつ切りにする。

② 石づきをとってほぐしたえのきたけと、ゆでそばを合わせ、熱湯でさっとゆでる。

③ 鍋に**1**の長ねぎを入れて焼き色をつける。

④ **3**に**A**を加え、煮立ったら、片栗粉をまぶした鶏ささみを加える。火が通ったら、**2**を加えてさっと煮、器に盛り、七味とうがらしをふる。

おすすめ献立例

+ 春菊と大根の サラダ

▶P93

▼この料理の栄養価(1人分)

1日の摂取カロリー 1200〜1500kcalの人		1日の摂取カロリー 1600〜1800kcalの人	
エネルギー	372kcal	エネルギー	486kcal
塩分	1.2g	塩分	1.2g
炭水化物	67.6g	炭水化物	82.0g
食物繊維	7.8g	食物繊維	9.3g

食べごたえアップのヒケツ 3

そばにえのきたけを混ぜる

そばにえのきたけを混ぜることでかさ増しになり、歯ごたえもあるので、満腹感が得られます。えのきたけがつゆの塩分を吸ってうまみが増すため、少なめのめんつゆでもおいしく。

納豆が血液をサラサラにしてくれる

納豆おろしうどん

調理時間 **15分**

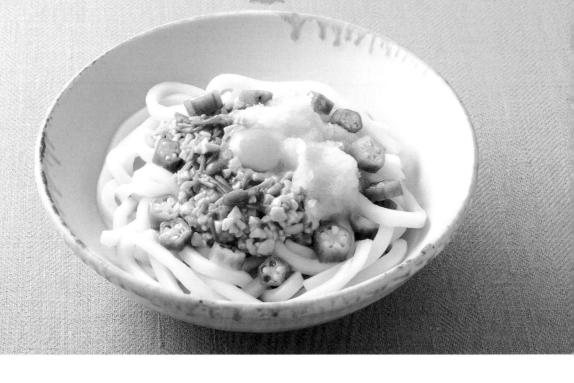

材料(2人分)	1日の摂取カロリー 1200～ 1500kcalの人	1日の摂取カロリー 1600～ 1800kcalの人
ひき割り納豆	2パック(60g)	2パック(60g)
大根おろし	100g	100g
オクラ	3本(21g)	3本(21g)
ゆでうどん	2玉(460g)	2½玉(560g)
なめたけ(市販)*	大さじ1	大さじ1
うずら卵	2個(20g)	2個(20g)
めんつゆ(ストレート)	大さじ2	大さじ2

＊なめたけは手作りにするとさらに減塩できる（P101）

作り方

❶ オクラはガクをとり、ゆでて小口切りにする。ゆでうどんは、熱湯で湯通ししたあと、水で洗う。

❷ 器にうどん、納豆、オクラ、なめたけ、水けをきった大根おろしを盛り、うずら卵を割り落とし、めんつゆをかける。

おすすめ献立例

＋ モロヘイヤの白あえ

▶P91

▼この料理の栄養価(1人分)

1日の摂取カロリー 1200～ 1500kcalの人		1日の摂取カロリー 1600～ 1800kcalの人	
エネルギー	312kcal	エネルギー	360kcal
塩分	1.6g	塩分	1.7g
炭水化物	58.2g	炭水化物	69.0g
食物繊維	6.2g	食物繊維	6.9g

おすすめ食材 25

大根は食べる直前におろす

大根にはビタミンCが含まれていますが、大根おろしにすると、その残存率は5分後で90％に。ですから、できるだけ食べる直前におろすようにします。皮から1cmの間に栄養が多いので、皮はできるだけ薄くむきます。ビタミンCにはからだを強くするはたらきがあるため、積極的に摂取したい成分です。

たっぷりのきのこでカロリーオフ

きのこ卵とじうどん

調理時間 **15分**

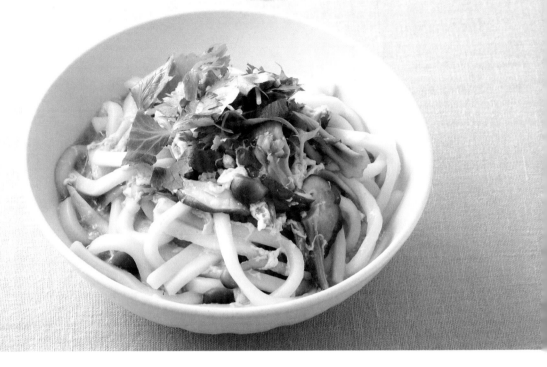

材料(2人分)

	1日の摂取カロリー 1200〜1500kcalの人	1日の摂取カロリー 1600〜1800kcalの人
しいたけ	2枚(30g)	2枚(30g)
しめじ	1パック(90g)	1パック(90g)
まいたけ	1パック(90g)	1パック(90g)
卵	2個(100g)	2個(100g)
A 水	1カップ	1カップ
↓ めんつゆ(ストレート)	大さじ2強	大さじ2強
ゆでうどん	2玉(460g)	2½玉(560g)
三つ葉	1株(15g)	1株(15g)

作り方

1 しいたけは軸を切って薄切りに、しめじとまいたけは石づきをとってほぐす。

2 うどんは、熱湯でさっと湯通しし、ざるにあげて水けをきる。

3 鍋に **A** を入れて火にかけ、**1** を加えて煮る。**2** を加え、溶き卵でとじる。器に盛り、三つ葉のざく切りをのせる。

おすすめ献立例

+ ごぼうの
　ピリ辛炒め

▶P85

●この料理の栄養価(1人分)

	1日の摂取カロリー 1200〜1500kcalの人	1日の摂取カロリー 1600〜1800kcalの人
エネルギー	321kcal	369kcal
塩分	1.4g	1.6g
炭水化物	56.6g	67.4g
食物繊維	7.1g	7.7g

おいしい減塩のポイント 17

すべての具材を卵でとじる

うどんには意外と塩分が多く含まれているため、汁を多くしてしまうと塩分摂取量が増えてしまいます。上記のレシピのようにすべての具材を卵でとじれば、汁が少なくても、また、めんつゆの量を控えめにしても気になりません。

切り干し大根入りソース焼きそば

調理時間 **20分**

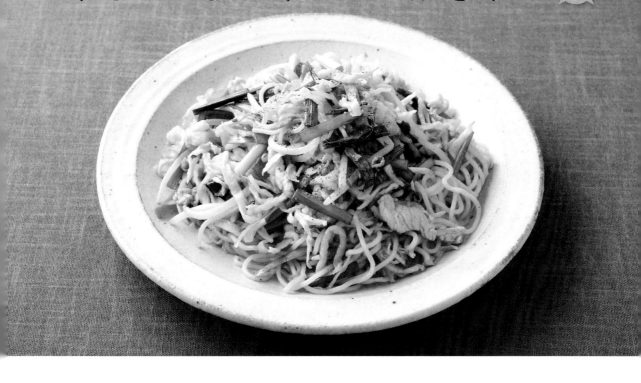

材料（2人分）

	1日の摂取カロリー 1200〜1500kcalの人	1日の摂取カロリー 1600〜1800kcalの人
切り干し大根	30g	30g
もやし	½袋（100g）	½袋（100g）
にんじん	⅙本（30g）	⅙本（30g）
にら	¼束（25g）	¼束（25g）
豚こま肉	100g	100g
サラダ油	小さじ2	小さじ2
中華麺	1玉（150g）	2玉弱（250g）
酒	大さじ2	大さじ2
ソース・切り干し大根の戻し汁	各大さじ1⅓	各大さじ1⅓

おすすめ献立例

+ さといもの塩昆布あえ

▶P106

▼この料理の栄養価（1人分）

1日の摂取カロリー 1200〜1500kcalの人	1日の摂取カロリー 1600〜1800kcalの人
エネルギー 353kcal	エネルギー 434kcal
塩分 1.4g	塩分 1.5g
炭水化物 44.2g	炭水化物 62.0g
食物繊維 6.9g	食物繊維 8.5g

作り方

❶ 切り干し大根は水で戻し、戻し汁はとっておく。もやしはひげ根をとる。にんじんは短冊切りに、にらはざく切りにする。豚肉は細切りにする。

❷ フライパンにサラダ油の半量を中火で熱し、❶のもやしとにんじんを炒め、しんなりとしたら豚肉を加え、色が変わったらとり出す。

❸ フライパンに残りのサラダ油を熱し、切り干し大根を炒める。中華麺を加えて酒をふり、なじんだら❷とにらを加え、ソースと戻し汁を合わせたものを回し入れ、からめる。

おいしい減塩のポイント18

麺のかわりに切り干し大根でうまみアップ

麺の量を少なめにし、代わりに切り干し大根を使っています。切り干し大根の戻し汁も使うことで、甘みやうまみが増します。歯ごたえがあるので、満腹感も得られます。カロリーもグッと抑えられます。

具材たっぷりで食べごたえあり

豆乳ちゃんぽん

調理時間 **15分**

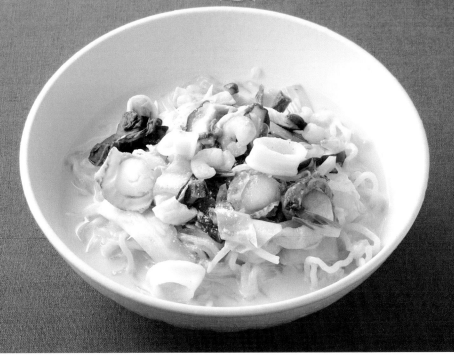

材料（2人分）

	1日の摂取カロリー 1200～ 1500kcalの人	1日の摂取カロリー 1600～ 1800kcalの人
キャベツ	1枚（50g）	1枚（50g）
チンゲン菜	½株（50g）	½株（50g）
しいたけ	2枚（50g）	2枚（50g）
もやし	¼袋（50g）	¼袋（50g）
中華麺	2玉（220g）	2½玉（280g）
シーフードミックス	150g	150g
酒	¼カップ	¼カップ
鶏ガラスープの素（顆粒）	小さじ½	小さじ½
豆乳（無調整）	1カップ	1カップ
しょうゆ	小さじ1	小さじ1
白こしょう	少々	少々

おすすめ献立例

+ モロヘイヤのめかぶ
あえ

▶P90

▼この料理の栄養価（1人分）

1日の摂取カロリー 1200～ 1500kcalの人	1日の摂取カロリー 1600～ 1800kcalの人
エネルギー **406kcal**	エネルギー **481kcal**
塩分 **1.6g**	塩分 **1.6g**
炭水化物 **70.9g**	炭水化物 **87.6g**
食物繊維 **8.5g**	食物繊維 **10.1g**

作り方

❶ キャベツとチンゲン菜はざく切りに、しいたけは軸をとって薄切りにする。もやしはひげ根をとっておく。

❷ 中華麺は、表示どおりにゆでる。

❸ 鍋に❶、シーフードミックス、酒を入れてふたをし、中火にかけて蒸す。火が通ったら、とり出す。

❹ 鍋に鶏ガラスープの素、豆乳、しょうゆを加えてひと煮立ちさせ、中華麺を加える。器に盛り、❸をのせ、白こしょうをふる。

おいしい減塩のポイント19

付属のスープは使わず塩分を抑える

ラーメンやちゃんぽんを食べるなら、付属のスープや市販のスープを使わずに作りましょう。今回のレシピのスープは、豆乳と鶏ガラスープの素でコクとうまみを出しています。スープが麺によくからみおいしくいただけます。

ブロッコリーとツナのペンネ

調理時間 **15分**

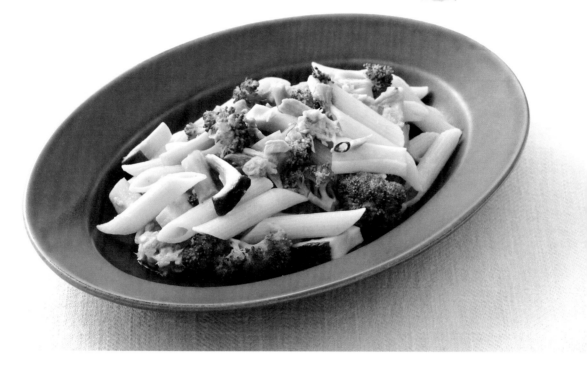

材料(2人分)

	1日の摂取カロリー 1200〜1500kcalの人	1日の摂取カロリー 1600〜1800kcalの人
ブロッコリー	½株（120g）	½株（120g）
ツナ缶（油漬け）	1缶（80g）	1缶（80g）
エリンギ	1本（60g）	1本（60g）
赤とうがらし	1本	1本
ペンネ	100g	150g
にんにく（みじん切り）	1かけ	1かけ
オリーブ油	大さじ1	大さじ1
塩	小さじ⅕	小さじ⅕
こしょう	少々	少々

おすすめ献立例

+ きのこの ガーリック蒸し

▶P100

▼この料理の栄養価(1人分)

1日の摂取カロリー 1200〜1500kcalの人		1日の摂取カロリー 1600〜1800kcalの人	
エネルギー	369kcal	エネルギー	456kcal
塩分	1.5g	塩分	1.7g
炭水化物	43.4g	炭水化物	61.6g
食物繊維	7.2g	食物繊維	8.5g

作り方

❶ ブロッコリーは小房に分け、エリンギは拍子木切りにする。赤とうがらしは小口切りにして種を出す。ツナは、軽く汁けをきっておく。

❷ 鍋に湯を沸かし、ペンネを表示どおりにゆでる。残り1分のところで1のブロッコリーとエリンギを加え、一緒にゆで上げる。

❸ フライパンにオリーブ油とにんにく、赤とうがらしを入れて中火で熱し、香りが立ってきたら、ツナを加えて炒める。

❹ 3に2を加え、塩、こしょうで調味し、あえる。

食べごたえアップのヒケツ 4

ペンネ＋エリンギで満足感アップ

スパゲティよりペンネのほうがかみごたえがあるため、スパゲティより量が少なくても満足感があります。エリンギを加えることで、よりかみごたえと満足感がアップします。

マヨネーズとオリーブ油のコクで大満足

アスパラとたらこのスパゲティ

調理時間 15分

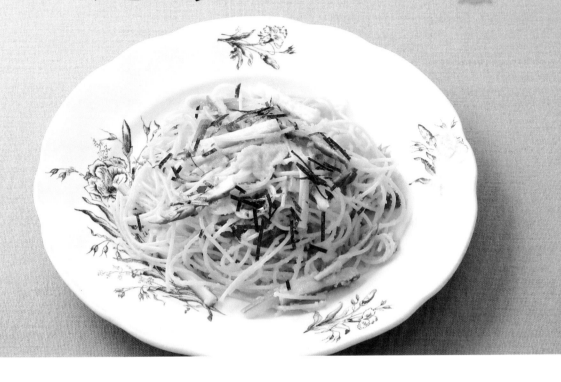

材料（2人分）

	1日の摂取カロリー 1200〜1500kcalの人	1日の摂取カロリー 1600〜1800kcalの人
グリーンアスパラガス	3本（60g）	3本（60g）
たらこ	½腹（30g）	½腹（30g）
フェデリーニ	150g	180g
マヨネーズ・オリーブ油	各大さじ½	各大さじ½
刻みのり	少々	少々

作り方

1 グリーンアスパラガスは、食べやすい長さに切ってから、せん切りにする。

2 鍋に湯を沸かし、フェデリーニを表示どおりにゆでる。ゆで上がりの1分前に**1**を加えて、一緒にゆで上げる。

3 ボウルに薄皮をとったたらこ、マヨネーズ、オリーブ油を混ぜて、**2**をあえる。器に盛り、刻みのりをふる。

おすすめ献立例

+ れんこんの洋風きんぴら

▶P102

▼この料理の栄養価（1人分）

1日の摂取カロリー 1200〜1500kcalの人		1日の摂取カロリー 1600〜1800kcalの人	
エネルギー	334kcal	エネルギー	386kcal
塩分	1.5g	塩分	1.7g
炭水化物	56.3g	炭水化物	67.2g
食物繊維	4.7g	食物繊維	5.5g

おすすめ食材 26

アスパラは穂先が傷んでいないものを
アスパラの穂先には、ビタミンCとともにはたらき、毛細血管を強くして生活習慣病を予防する効果があるルチンが豊富です。アスパラガスを購入するときは、できるだけ穂先が傷んでいないものを選びましょう。

カポナータと鶏肉のスパゲティ

調理時間
20分

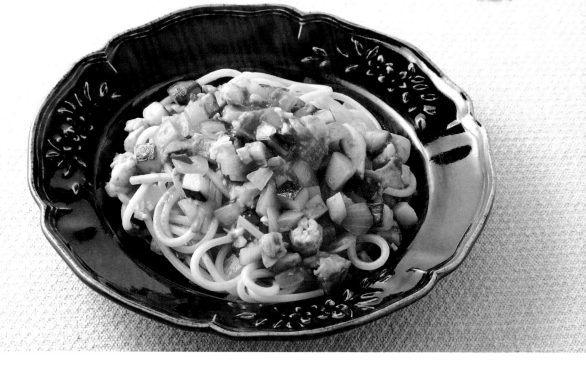

材料(2人分)

	1日の摂取カロリー 1200～1500kcalの人	1日の摂取カロリー 1600～1800kcalの人
ズッキーニ	½本(100g)	½本(100g)
黄パプリカ	¼個(30g)	¼個(30g)
なす	1本(80g)	1本(80g)
玉ねぎ	¼個(50g)	¼個(50g)
トマト	1個(150g)	1個(150g)
鶏もも肉(皮つき)	100g	100g
にんにく(みじん切り)	1かけ	1かけ
オリーブ油	大さじ1	大さじ1
白ワインビネガー	大さじ1	大さじ1
塩・こしょう	各少々	各少々
スパゲティ	150g	180g

▼この料理の栄養価(1人分)

おすすめ献立例

+ ブロッコリーと
  もやしのスープ煮

▶P86

1日の摂取カロリー 1200～1500kcalの人	1日の摂取カロリー 1600～1800kcalの人
エネルギー **458kcal**	エネルギー **510kcal**
塩分 **1.3g**	塩分 **1.5g**
炭水化物 **65.7g**	炭水化物 **76.6g**
食物繊維 **7.1g**	食物繊維 **7.9g**

作り方

❶ ズッキーニ、黄パプリカ、なす、玉ねぎ、トマト、鶏もも肉はそれぞれ角切りにする。

❷ 鍋に湯を沸かし、塩(分量外)を入れてスパゲティを表示どおりにゆでる。

❸ 鍋にオリーブ油とにんにくを入れて中火で熱し、鶏もも肉を炒める。色が変わったらズッキーニ、黄パプリカ、なす、玉ねぎを炒め、しんなりとしたら、トマトを加えてさっと炒める。白ワインビネガーを加え、塩、こしょうで味を調え、ゆで上がったスパゲティを加えてあえる。

おいしい減塩のポイント20

野菜のうまみで塩分控えめに

カポナータはにんにくの香りと、なすやズッキーニ、玉ねぎなどの野菜のうまみ、トマトの酸味が合わさり、やさしい味になっています。塩分控えめでももの足りなさを感じません。

あさりのうまみとセロリが味の決め手

ボンゴレビアンコ

調理時間 25分 （あさりの砂抜きの時間は除く）

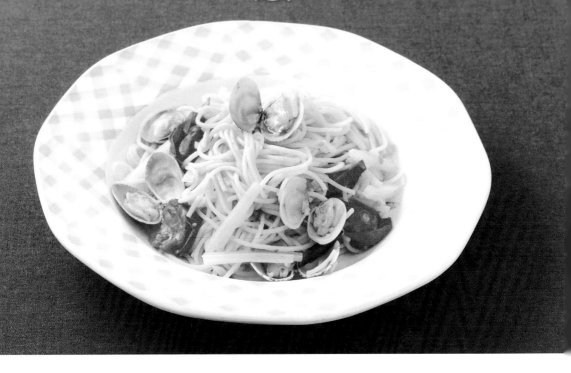

材料(2人分)

	1日の摂取カロリー1200～1500kcalの人	1日の摂取カロリー1600～1800kcalの人
あさり	100g	100g
セロリ	½本 (50g)	½本 (50g)
ミニトマト	6個(90g)	6個(90g)
アンチョビ	1枚 (3g)	1枚 (3g)
赤とうがらし	1本	1本
にんにく(みじん切り)	1かけ	1かけ
白ワイン	½カップ	½カップ
オリーブ油	大さじ1	大さじ1
フェデリーニ	150g	180g

おすすめ献立例

+ ブロッコリーとサラダ菜のサラダ

▶P87

▼この料理の栄養価(1人分)

1日の摂取カロリー1200～1500kcalの人		1日の摂取カロリー1600～1800kcalの人	
エネルギー	346kcal	エネルギー	399kcal
塩分	1.5g	塩分	1.6g
炭水化物	61.0g	炭水化物	72.0g
食物繊維	5.4g	食物繊維	6.3g

作り方

1 あさりは3％の塩水（分量外）で砂抜きする。セロリはせん切りに、ミニトマトは半分に切る。アンチョビはみじん切りに、赤とうがらしは斜めに切って種をとる。

2 鍋に湯を沸かし、塩（分量外）を加え、フェデリーニを表示どおりにゆでる。ゆで上がる1分前にセロリを加えて、一緒にゆで上げる。

3 フライパンにオリーブ油とにんにく、赤とうがらしを入れて中火で熱し、あさりを加える。白ワイン、ミニトマト、アンチョビを加え、蒸し煮にする。あさりの殻がすべて開いたら、**2**を加えて混ぜる。

おいしい減塩のポイント **21**

あさりとアンチョビの塩分でおいしく

あさりには塩分とうまみがあり、アンチョビも使っているので、塩などの調味料は使わなくても十分な味がつきます。にんにくやとうがらし、セロリの風味でおいしくいただけます。

豆乳カルボナーラ

調理時間 **25分**

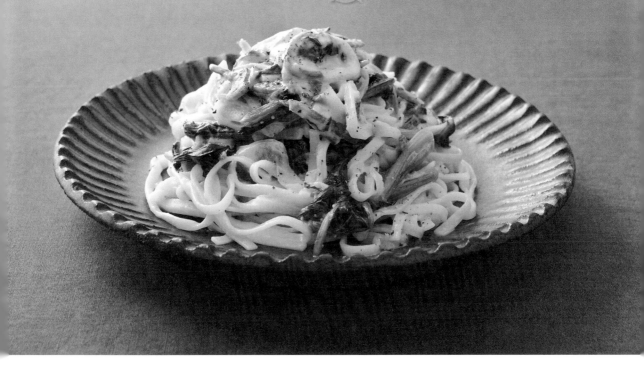

材料(2人分)

材料	1日の摂取カロリー 1200〜1500kcalの人	1日の摂取カロリー 1600〜1800kcalの人
粉チーズ	大さじ2	大さじ2
卵	1個(50g)	1個(50g)
豆乳(無調整)	½カップ	½カップ
フェットチーネ	150g	180g
玉ねぎ	½個(100g)	½個(100g)
ほうれん草	5株(150g)	5株(150g)
ベーコン	2枚(40g)	2枚(40g)
塩・粗びきこしょう	各少々	各少々

作り方

1 鍋に湯を沸かし、フェットチーネを表示どおりにゆでる。

2 玉ねぎは薄切りに、ほうれん草はゆでてざく切りにする。ベーコンは1cm幅に切る。

3 ボウルに豆乳と卵、粉チーズ、塩、粗びきこしょうを合わせる。

4 フライパンを中火で熱し、**2**のベーコンと玉ねぎを炒め、ほうれん草を加える。**3**とゆで上がったフェットチーネを加えてよくあえる。

おすすめ献立例

+ レタスとトマトの
コンソメスープ

▶P138

●この料理の栄養価(1人分)

1日の摂取カロリー 1200〜1500kcalの人		1日の摂取カロリー 1600〜1800kcalの人	
エネルギー	456kcal	エネルギー	508kcal
塩分	1.8g	塩分	1.9g
炭水化物	63.3g	炭水化物	74.2g
食物繊維	7.0g	食物繊維	7.8g

カロリーオフのヒケツ 2

豆乳を使ってコクを出す

生クリームの代わりに、無調整の豆乳を使用しています。ベーコンや卵、粉チーズを使っているので、塩分控えめでも、これまで食べていたカルボナーラと変わらないおいしさです。

さば缶を使って手軽に DHA や EPA がとれる

さばドッグ

調理時間 **10分**

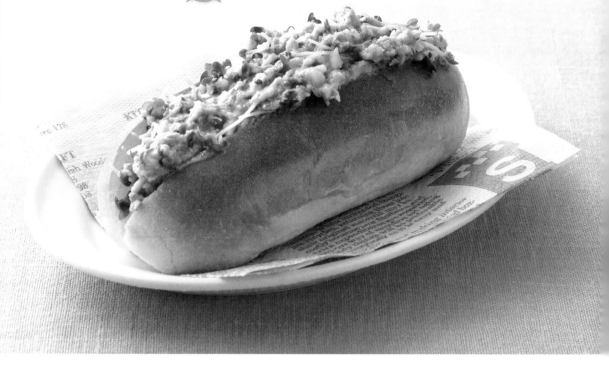

材料（2人分）

	1日の摂取カロリー 1200〜1500kcalの人	1日の摂取カロリー 1600〜1800kcalの人
さば水煮缶	½缶（95g）	½缶（95g）
アボカド	½個（70g）	½個（70g）
ブロッコリースプラウト	1パック（20g）	1パック（20g）
粒マスタード	小さじ2	小さじ2
ホットドッグ用パン	2個（120g）	大2個（160g）
マヨネーズ	小さじ2	小さじ2

作り方

1 アボカドはマッシャーなどでつぶす。

2 ボウルに、さば水煮と**1**、ブロッコリースプラウトを合わせて、粒マスタードであえる。

3 ホットドッグ用パンに縦に切り目を入れてマヨネーズを塗り、**2**をはさむ。

おすすめ献立例

＋ れんこんと パプリカの マヨごまサラダ

▶P103

▼この料理の栄養価（1人分）

1日の摂取カロリー 1200〜1500kcalの人		1日の摂取カロリー 1600〜1800kcalの人	
エネルギー	341kcal	エネルギー	392kcal
塩分	1.5g	塩分	1.8g
炭水化物	33.3g	炭水化物	43.1g
食物繊維	3.4g	食物繊維	3.8g

血糖値を抑えるワザ 17

さば缶でも血液サラサラの効果がある

さばなど青魚には動脈硬化の予防に効果があるDHA（ドコサヘキサエン酸）やEPA（エイコサペンタエン酸）が豊富に含まれています（→P20）。DHAやEPAは、缶詰でも栄養価があまり変わらないことがわかっています。缶詰であれば骨までやわらかくて食べやすく、ほぐすのも簡単です。

HLTサンド（ハム、レタス、トマトサンド）

調理時間 15分

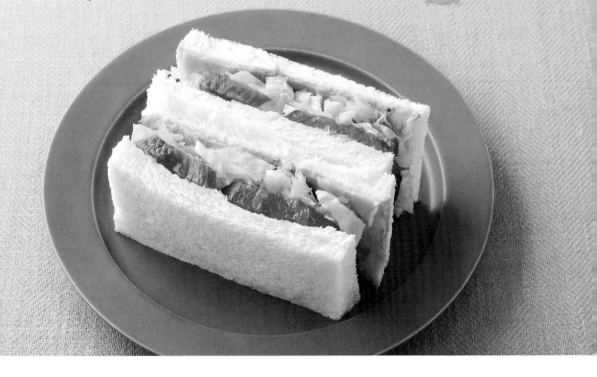

材料(2人分)

材料	1日の摂取カロリー 1200〜 1500kcalの人	1日の摂取カロリー 1600〜 1800kcalの人
ボンレスハム	2枚(40g)	大2枚(50g)
レタス	3枚(60g)	3枚(60g)
トマト	½個(75g)	½個(75g)
食パン(8枚切り)	4枚(120g)	耳つき4枚(180g)
バター(有塩)	小さじ2	小さじ2
粒マスタード	小さじ1	小さじ1

作り方

❶ レタスはせん切りに、トマトは輪切りにする。

❷ 食パンに、バターと粒マスタードを合わせたものを塗り、ハム、❶をはさみ、パンの耳を切る（1600〜1800kcalの場合は耳を切らない）。

おすすめ献立例

＋ ひよこ豆とパプリカ、セロリのサラダ

▶P97

▼この料理の栄養価(1人分)

	1日の摂取カロリー 1200〜 1500kcalの人	1日の摂取カロリー 1600〜 1800kcalの人
エネルギー	236kcal	320kcal
塩分	1.4g	1.8g
炭水化物	31.2g	45.2g
食物繊維	3.2g	4.5g

おいしい減塩のポイント22

8枚切りの食パンを使う

パンには塩分が多く含まれているので、減塩にはひと工夫が必要です。このレシピは具材にあえて味つけしないことで塩分を抑えました。また、レタスをせん切りにしたり、トマトを輪切りにすることで、ボリュームを出しています。

> トーストしたパンにたっぷりの具が食べごたえあり！

キャベツとコンビーフの
オープンサンド

調理時間
15分

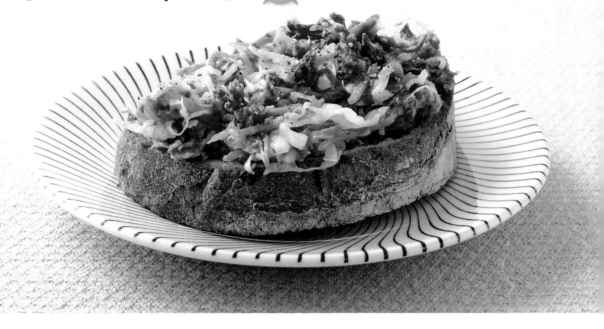

材料（2人分）

	1日の摂取カロリー 1200〜 1500kcalの人	1日の摂取カロリー 1600〜 1800kcalの人
キャベツ	2枚（100g）	2枚（100g）
にんじん	⅙本（30g）	⅙本（30g）
コンビーフ	80g	80g
ライ麦パン	2枚（120g）	大2枚（160g）
オリーブ油	小さじ1	小さじ1
バター（有塩）	大さじ½	大さじ½

作り方

❶ キャベツとにんじんは、それぞれせん切りにする。

❷ フライパンにオリーブ油を入れて中火で熱し、**1**を炒める。しんなりとしたら、コンビーフを加えて炒める。

❸ ライ麦パンをトースターで焼いて、バターを塗り、**2**をのせる。

おすすめ献立例

＋ いんげん豆の
ベーコン炒め

▶P96

▼この料理の栄養価（1人分）

1日の摂取カロリー 1200〜 1500kcalの人		1日の摂取カロリー 1600〜 1800kcalの人	
エネルギー	281kcal	エネルギー	332kcal
塩分	1.5g	塩分	1.7g
炭水化物	36.2g	炭水化物	46.8g
食物繊維	4.6g	食物繊維	5.7g

おいしい減塩のポイント23

ライ麦パンは食物繊維がたっぷり

ライ麦パンは精製度が低く、食物繊維が多く含まれています。かみごたえがしっかりあるので、食べるのに時間がかかり、早食い防止につながります。また、ゆっくり食べることで食後の血糖値の上昇がゆるやかになります。

一皿でバランスよく栄養がとれる

パンサラダ 調理時間 20分

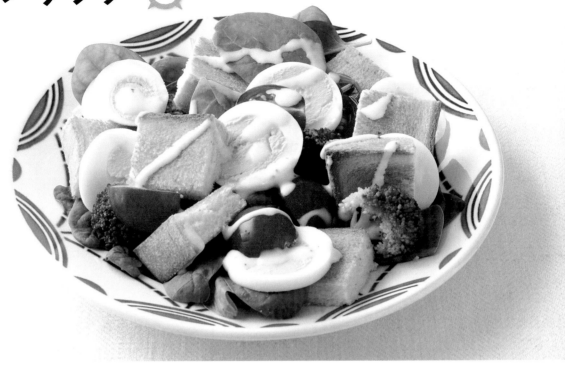

材料(2人分)	1日の摂取カロリー 1200〜 1500kcalの人	1日の摂取カロリー 1600〜 1800kcalの人
食パン(6枚切り)	2枚	2枚
ブロッコリー	¼株(60g)	¼株(60g)
サラダほうれん草	1パック(50g)	1パック(50g)
ミニトマト	6個(90g)	6個(90g)
卵	2個(100g)	3個(150g)
低オイルドレッシング(市販)	大さじ2	大さじ3

作り方

❶ ブロッコリーは小房に分けてゆで、ミニトマトは半分に切る。サラダほうれん草は食べやすい大きさに切る。卵はゆでて輪切りにし、食パンはトーストして、ひと口大に切る。

❷ 1を合わせて器に盛り、ドレッシングをかける。

おすすめ献立例

切り干し大根の
コールスロー

▶P94

▼この料理の栄養価(1人分)

	1日の摂取カロリー 1200〜 1500kcalの人	1日の摂取カロリー 1600〜 1800kcalの人
エネルギー	287kcal	341kcal
塩分	1.5g	1.9g
炭水化物	34.9g	35.5g
食物繊維	5.4g	5.4g

おすすめ食材 27

サラダほうれん草は生で食べられる

ほうれん草は加熱すると失われる栄養が多く、生のほうが効率よく有効成分をとることができます。サラダほうれん草は生で食べられる種類。生で食べてビタミンやミネラルなどをしっかりとりましょう。

PART 4

みそ汁、すまし汁から洋風のスープまで。減塩でもおいしい！

汁ものレシピ

和洋中の汁ものレシピを紹介します。エネルギーは50kcal以下、
塩分は0.5g以下の具だくさんレシピばかりで、どんな献立にも合わせられます。
だしや食材の風味を生かして、減塩でもしっかりした味わいです。
塩分のとり過ぎを防ぐため、汁の分量が少なくなっています。

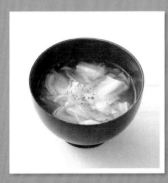
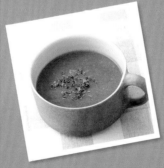

キャベツと玉ねぎの
みそ汁

調理時間
10分

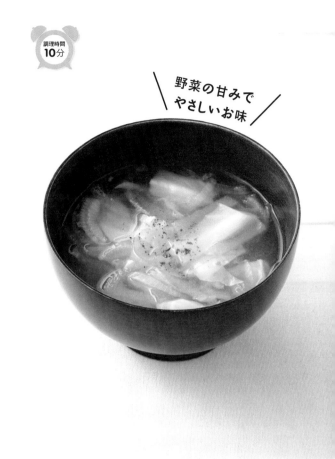

野菜の甘みで
やさしいお味

材料(2人分)

キャベツ	½枚(25g)
玉ねぎ	⅙個(33g)
だし汁	1カップ
みそ	小さじ1
七味とうがらし	少々

▼この料理の栄養価(1人分)

エネルギー	16kcal
塩分	0.5g
炭水化物	3.0g
食物繊維	0.6g

作り方

① キャベツはざく切りに、玉ねぎは薄切りにする。

② 鍋にだし汁と1の玉ねぎを入れて火にかけ、煮立ったらキャベツを加え、再び煮立ったらみそを溶かし入れる。器に盛り、七味とうがらしをふる。

トマトとみょうがの
みそ汁

調理時間
5分

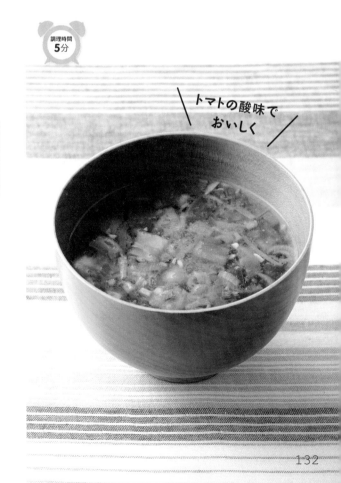

トマトの酸味で
おいしく

材料(2人分)

トマト	½個(75g)
みょうが	1個(10g)
だし汁	1カップ
みそ	小さじ1
すりごま	小さじ1(3g)

▼この料理の栄養価(1人分)

エネルギー	25kcal
塩分	0.5g
炭水化物	3.1g
食物繊維	0.8g

作り方

① トマトは1cmの角切りに、みょうがは小口切りにする。

② 鍋にだし汁を入れて火にかけ、沸騰したら1を加え、煮立ったらみそを溶かし入れる。器に盛り、すりごまをふる。

調理時間
5分

なめことオクラのみそ汁

なめこのコクは
減塩に最適

材料(2人分)

なめこ	½パック(50g)
オクラ	3本(21g)
だし汁	1カップ
みそ	小さじ1

▼この料理の栄養価(1人分)

エネルギー	15kcal
塩分	0.5g
炭水化物	3.0g
食物繊維	1.5g

作り方

❶ なめこは水洗いし、オクラは小口切りにする。

❷ 鍋にだし汁を入れて火にかけ、沸騰したら1を加える。煮立ったら、みそを溶かし入れる。

おすすめ食材 28

なめこのぬめりが糖の吸収を抑える

なめこ独特のぬめり成分は、食物繊維のひとつであるムチンです。腸で糖質を包み込み、吸収を抑えます。血糖値の上昇も抑えます。

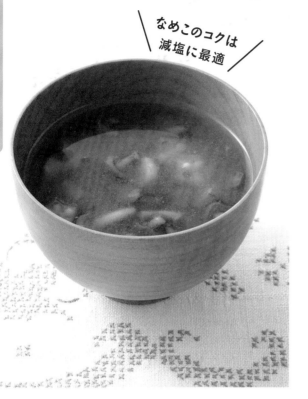

調理時間
10分

かぶとかぶの葉、油揚げのみそ汁

油揚げの風味が
コクを出す

材料(2人分)

かぶ	1個(70g)
かぶの葉	10g
油揚げ	⅓枚(10g)
だし汁	1カップ
みそ	小さじ1

▼この料理の栄養価(1人分)

エネルギー	34kcal
塩分	0.5g
炭水化物	2.9g
食物繊維	0.9g

作り方

❶ かぶはいちょう切りに、かぶの葉は小口切りにする。油揚げは熱湯を回しかけて油抜きしたあと、短冊切りにする。

❷ 鍋にだし汁、油揚げ、かぶを入れて火にかけ、かぶがやわらかくなったらかぶの葉を加え、みそを溶かし入れる。

かぼちゃと
わかめのみそ汁

調理時間
10分

材料(2人分)

かぼちゃ	50g
わかめ(塩蔵)	7g
だし汁	1カップ
みそ	小さじ1

▼この料理の栄養価(1人分)

エネルギー	28kcal
塩分	0.5g
炭水化物	6.3g
食物繊維	1.2g

作り方

❶ かぼちゃはいちょう切りに、わかめは水で戻して、ざく切りにする。

❷ 鍋にだし汁、かぼちゃを入れて火にかけ、かぼちゃがやわらかくなったらわかめを加え、みそを溶かし入れる。

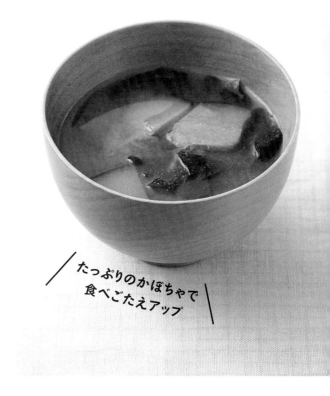

たっぷりのかぼちゃで
食べごたえアップ

白菜としめじの
すまし汁

調理時間
10分

材料(2人分)

白菜	½枚(25g)
しめじ	¼パック(23g)
だし汁	1カップ
薄口しょうゆ	小さじ1弱

▼この料理の栄養価(1人分)

エネルギー	8kcal
塩分	0.5g
炭水化物	1.4g
食物繊維	0.6g

作り方

❶ 白菜はざく切りに、しめじは石づきをとってからほぐす。

❷ 鍋にだし汁としめじを入れて火にかけ、煮立ったら白菜を加え、薄口しょうゆを加える。

おすすめ食材 29

きのこ類で便秘解消

しめじをはじめとしたきのこ類には食物繊維が豊富。便秘を予防・改善するはたらきがあります。しいたけやまいたけを使ってもOK。

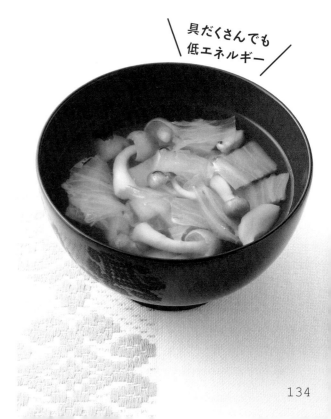

具だくさんでも
低エネルギー

調理時間
5分

三つ葉と
えのきのすまし汁

三つ葉の香りで
風味豊かに

材料(2人分)

三つ葉	1株(15g)
えのきたけ	¼束(20g)
だし汁	1カップ
薄口しょうゆ	小さじ1弱

▼この料理の栄養価(1人分)

エネルギー	8kcal
塩分	0.5g
炭水化物	1.4g
食物繊維	0.6g

作り方

① 三つ葉はざく切りに、えのきたけは石づきをとってからざく切りにする。

② 鍋にだし汁を入れて火にかけ、沸騰したら1を加え、煮立ったら薄口しょうゆを加える。

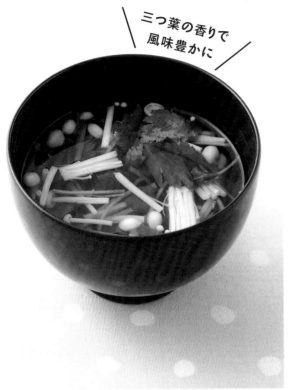

調理時間
10分

ほうれん草としいたけ
のすまし汁

たっぷりのしいたけが
うまみを引き出す

材料(2人分)

ほうれん草	1株(30g)
しいたけ	2枚(30g)
だし汁	1カップ
薄口しょうゆ	小さじ1弱

▼この料理の栄養価(1人分)

エネルギー	10kcal
塩分	0.5g
炭水化物	1.9g
食物繊維	1.2g

作り方

① ほうれん草は熱湯でゆでて、ざく切りに、しいたけは軸を切ってから薄切りにする。

② 鍋にだし汁としいたけを入れて火にかけ、煮立ったら、ほうれん草を加え、薄口しょうゆを加える。

きくらげととうがんの中華スープ

調理時間 10分

材料(2人分)

きくらげ	2枚 (1g)
とうがん*	正味80g
水	1カップ
鶏ガラスープの素 (顆粒)	小さじ½
ラー油	小さじ¼

＊とうがんがない場合は大根でもよい。

▼この料理の栄養価(1人分)

エネルギー	13kcal
塩分	0.4g
炭水化物	2.2g
食物繊維	0.8g

作り方

❶ きくらげは水（分量外）で戻して細切りに、とうがんはいちょう切りにする。

❷ 鍋に1と水、鶏ガラスープの素を入れて火にかける。とうがんがやわらかくなったら器に盛り、ラー油をたらす。

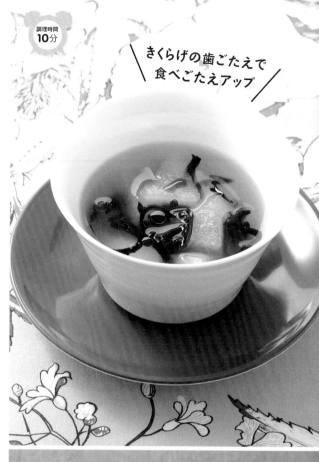

きくらげの歯ごたえで
食べごたえアップ

チンゲン菜とザーサイの中華スープ

調理時間 5分

材料(2人分)

チンゲン菜	½株 (50g)
ザーサイ(味付き)	5g
水	1カップ
鶏ガラスープの素 (顆粒)	小さじ¼

▼この料理の栄養価(1人分)

エネルギー	4kcal
塩分	0.4g
炭水化物	0.8g
食物繊維	0.4g

作り方

❶ チンゲン菜はざく切りに、ザーサイは細切りにする。

❷ 鍋に水、鶏ガラスープの素を入れて火にかけ、沸騰したら1を加えて、ひと煮立ちさせる。

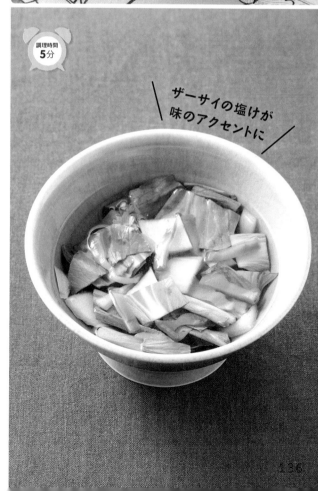

ザーサイの塩けが
味のアクセントに

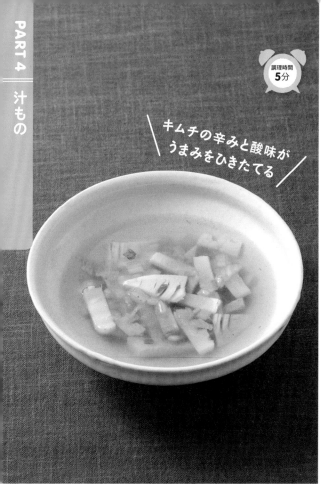

調理時間 **5分**

キムチの辛みと酸味が
うまみをひきたてる

たけのことキムチの
韓国風スープ

材料(2人分)

たけのこ(水煮)	50g
キムチ	20g
水	1カップ
鶏ガラスープの素 (顆粒)	小さじ¼

この料理の
栄養価(1人分)

エネルギー	11kcal
塩分	0.5g
炭水化物	2.1g
食物繊維	1.1g

作り方

❶ たけのこは短冊切りに、キムチはざく切りにする。

❷ 鍋に水、鶏ガラスープの素を入れて火にかけ、沸騰したら1を加えて、ひと煮立ちさせる。

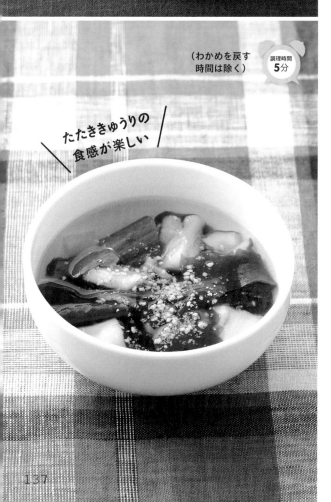

(わかめを戻す
時間は除く) 調理時間 **5分**

たたききゅうりの
食感が楽しい

きゅうりとわかめの
韓国風スープ

材料(2人分)

きゅうり	½本(50g)
わかめ(塩蔵)	15g
水	1カップ
鶏ガラスープの素 (顆粒)	小さじ½
すりごま	小さじ½

この料理の
栄養価(1人分)

エネルギー	11kcal
塩分	0.5g
炭水化物	1.6g
食物繊維	0.7g

作り方

❶ きゅうりは、麺棒などでたたいてから乱切りに、わかめは水(分量外)で戻してざく切りにする。

❷ 鍋に水、鶏ガラスープの素を入れて火にかけ、1を加える。器に盛り、すりごまをふる。

レタスとトマトの
コンソメスープ

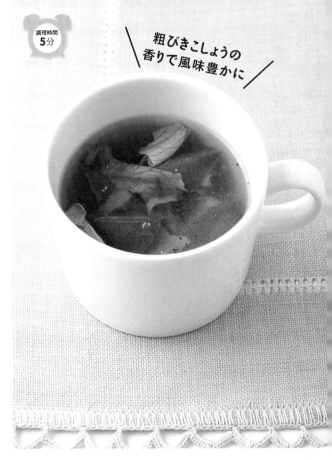

調理時間
5分

粗びきこしょうの
香りで風味豊かに

材料(2人分)

レタス	1枚(20g)
トマト	½個(75g)
水	1カップ
コンソメ(顆粒)	小さじ½
粗びきこしょう	少々

▼この料理の 栄養価(1人分)

エネルギー	11kcal
塩分	0.4g
炭水化物	2.5g
食物繊維	0.5g

作り方

① レタスは食べやすい大きさにちぎり、トマトはざく切りにする。

② 鍋に水とコンソメを入れて火にかけ、沸騰したら1を加え、再び煮立ったら粗びきこしょうを加える。

にんじんのカレー風味
スープ

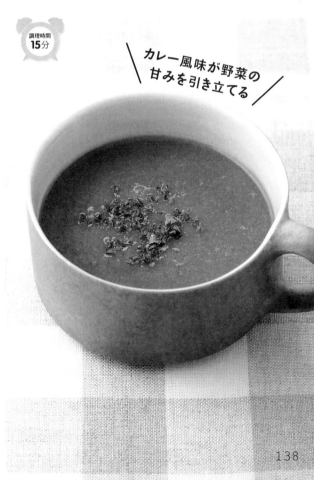

調理時間
15分

カレー風味が野菜の
甘みを引き立てる

材料(2人分)

にんじん	½本(90g)
水	1カップ
カレー粉	小さじ¼
コンソメ(顆粒)	小さじ½
パセリ(みじん切り)	少々

▼この料理の 栄養価(1人分)

エネルギー	17kcal
塩分	0.5g
炭水化物	4.5g
食物繊維	1.2g

作り方

① にんじんはいちょう切りにする。

② 鍋に水とコンソメ、1を入れて火にかけ、にんじんがやわらかくなるまで煮る。

③ 2にカレー粉を加えてミキサーにかける。再び鍋に戻して温め、器に盛り、パセリをふる。

チーズの塩分で
いただく

調理時間
10分

長ねぎのオニオン
グラタン風スープ

材料(2人分)

長ねぎ	½本(50g)
粉チーズ	小さじ1
オリーブ油	小さじ1
水	1カップ
コンソメ(顆粒)	小さじ½
黒こしょう	少々

▼この料理の
栄養価(1人分)

エネルギー	34kcal
塩分	0.5g
炭水化物	2.5g
食物繊維	0.6g

作り方

❶ 長ねぎは、小口切りにする。

❷ 鍋にオリーブ油を熱し、**1**をよく炒める。

❸ 水とコンソメを加えて煮込み、器に盛り、
粉チーズと黒こしょうをふる。

調理時間
5分

トマトの酸味とうまみが
減塩に最適

トマトジュースの
ガスパチョ風

材料(2人分)

トマトジュース	1カップ
きゅうり	¼本(25g)
セロリ	¼本(25g)
コンソメ(顆粒)	小さじ½
オリーブ油	小さじ1

▼この料理の
栄養価(1人分)

エネルギー	42kcal
塩分	0.5g
炭水化物	5.5g
食物繊維	1.1g

作り方

❶ きゅうりとセロリは、それぞれざく切り
にする。

❷ トマトジュース、コンソメ、**1**をミキサ
ーに入れて攪拌し、器に盛り、オリーブ油を
たらす。

血糖値改善に役立つ 外食のポイント

column 2

ポイント 1 麺類や丼ものなどの 単品より定食を選ぶ

麺類や丼ものなどの単品料理は、炭水化物が多くなり、食物繊維やたんぱく質が不足しがちです。主食・主菜・副菜・汁ものがそろった定食なら、栄養バランスが整います。とくに魚と野菜を食べられる和定食がベストです。ただし、その場合にも野菜料理を先に食べたり、塩分が高い汁ものや漬け物は残したりする工夫をしましょう。

ポイント 3 食べすぎた翌日は 野菜をメインにする

日々食べる量に気をつけていても、パーティやお祝いごとのごちそうを食べる場合などでは、つい食べすぎてしまうこともあるでしょう。その場合にも、あまり気にしすぎず、翌日の食事を野菜中心にして、エネルギー量や栄養成分の調整をすれば大丈夫です。極端に節制すると続かなくなり、かえってよくありません。

ポイント 5 食べるごはんの量は 目で覚えておく

1食あたりのごはんの適量がわかっていても、外食で計量するのは難しいですし、茶わんの大きさやよそい方で量が変わります。外食の目安量を知るためにも、一度適量を量って、家にあるどんぶりや平皿、カレーボウルなどに盛ってみましょう。この量を目で見て覚えておけば、どのくらい残せばよいかわかり、食べすぎを防げます。

ポイント 2 食べる量は"上限を決める" "これだけ残す"

食べる量を守っていれば、特別な日の食事をあきらめる必要はありません。食べすぎないためのコツは、「お寿司は10貫まで」「デザートは味見程度」など、食べる量の上限や残すものをはじめに決めておくこと。低エネルギーのものを選んで食べるのも大切です。お店の人に上限を伝えておくのもよいでしょう。

ポイント 4 できれば栄養成分表示の ある店を選ぶ

外食するときは、メニューでエネルギー量や塩分量を確認できるお店を選ぶと安心。塩分がナトリウム量として表示されている場合は、下の計算式で塩分量がわかります。チェーン店などでは、ホームページ上で確認できることもあります。

[ナトリウム表示の場合の塩分量の求め方]

ナトリウム量(mg)×2.54÷1000

= 塩分相当量(g)

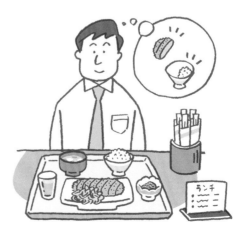

PART 5

手作りだから安心！

デザート
レシピ

デザートは、適正エネルギーが足りないとき、ちょっと甘いものが食べたいときに便利です。間食やおやつとしてではなく、食事のあとのデザートに食べるのが原則。フルーツたっぷりのゼリーやジェラートなど、10品を紹介しています。

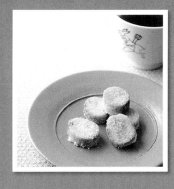
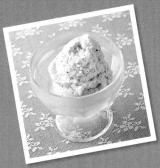

マンゴー
プリン風ゼリー

材料（4人分／作りやすい分量）

マンゴージュース	1½カップ
コンデンスミルク	大さじ2
ゼラチン	小1袋（5g）

●この料理の
栄養価（1人分）

エネルギー	74kcal
塩分	0.0g
炭水化物	15.3g
食物繊維	——

作り方

❶ ゼラチンは水大さじ2でふやかし、電子レンジ（600W）で20〜30秒加熱し、溶かす。

❷ ボウルにマンゴージュースとコンデンスミルクを入れてよく混ぜ、1のゼラチンを加えて、さらによく混ぜる。4等分に器に流し入れてラップをかけ、冷蔵室で2〜3時間ほど冷やし固める。

調理時間 5分 （冷やし固める 時間は除く）

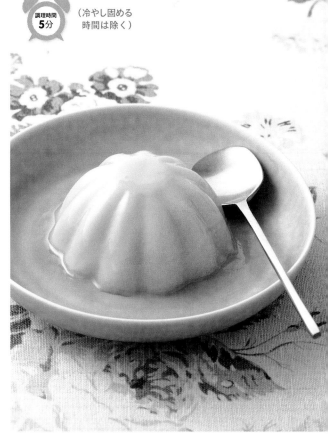

キウイヨーグルト
ジェラート

材料（4人分／作りやすい分量）

キウイフルーツ	1個（85g）
プレーンヨーグルト	1カップ
コンデンスミルク	大さじ2

●この料理の
栄養価（1人分）

エネルギー	72kcal
塩分	0.1g
炭水化物	11.2g
食物繊維	0.6g

作り方

❶ キウイフルーツは、ひと口大に切る。

❷ 1、プレーンヨーグルト、コンデンスミルクをミキサーにかけてなめらかにする。ボウルなどに移してラップをかけ、冷凍室に入れて冷やし固める。途中1〜2回かき混ぜて、空気を入れながら3〜4時間冷やし固める。

調理時間 5分 （冷やし固める 時間は除く） 作りおき 冷凍： 1週間

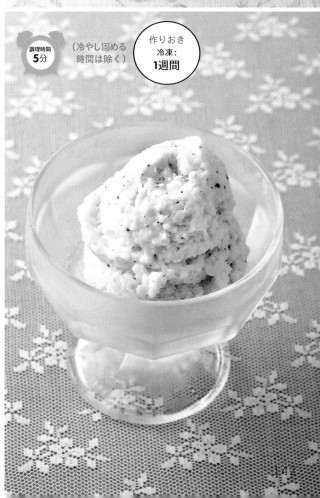

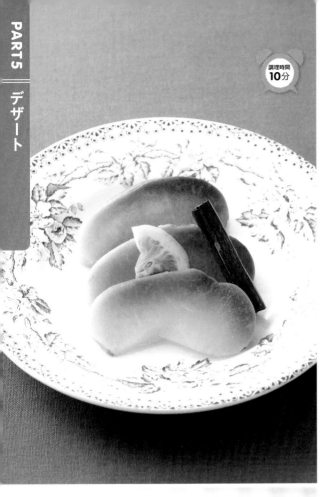

調理時間 **10分**

りんごの
レンジコンポート

材料(4人分／作りやすい分量)

りんご	1個(240g)
レモン(輪切り)	1枚
レモン汁	大さじ1
砂糖	大さじ2
シナモンスティック	1本

▼この料理の
栄養価(1人分)

エネルギー	53kcal
塩分	0.0g
炭水化物	14.7g
食物繊維	1.2g

作り方

❶ りんごは、くし形に切る。

❷ 材料をすべて耐熱ボウルに入れ、ラップをする。電子レンジ(600W)で3分加熱してとり出し、余熱で火を通す。

血糖値を抑えるワザ 18

りんごは皮ごと食べたい

りんごに含まれる食物繊維のひとつ、ペクチンは、皮に多く含まれています。流水でよく洗い、皮ごと食べると血糖値低下に効果的です。

(冷やし固める
時間は除く)

調理時間 **10分**

具だくさんゼリー

材料(2人分)

オレンジ	1個(65g)
グレープフルーツ	1個(100g)
みかん	2個(100g)
ゼラチン	3g
砂糖	大さじ1

▼この料理の
栄養価(1人分)

エネルギー	81kcal
塩分	0.0g
炭水化物	18.4g
食物繊維	0.9g

※柑橘類は旬のものを使っても可

作り方

❶ オレンジ、グレープフルーツ、みかんは半分に切る。半分はしぼり、残りは袋を除いて食べやすい大きさに割る。グレープフルーツの皮は残しておく。ゼラチンは水大さじ1でふやかし、電子レンジ(600W)で10秒加熱する。

❷ ボウルに1の果汁、砂糖、ゼラチンを入れ、果肉と合わせて混ぜる。2等分にして中身をくりぬいたグレープフルーツの皮に入れて、冷蔵室で冷やし固める。

豆乳きな粉もち

調理時間 10分

材料（4人分／作りやすい分量）

豆乳（調整）	1¼カップ
砂糖	大さじ2
片栗粉	大さじ4
きな粉	大さじ2

▼この料理の
栄養価（1人分）

エネルギー	105kcal
塩分	0.1g
炭水化物	16.0g
食物繊維	0.8g

作り方

1 鍋に豆乳、砂糖、片栗粉を入れてよく混ぜ、混ぜながら中〜弱火にかける。

2 もったりとしてきたら火を止める。よく練り、ひと口大にまとめて、冷ます。きな粉をまぶして、器に盛る。

おすすめ食材 30

きな粉にも食物繊維たっぷり
きな粉は、大豆をいって粉にしたもの。粉にしても栄養成分は大豆とほぼ変わりません。高血糖に効果的な食物繊維も豊富なままです。

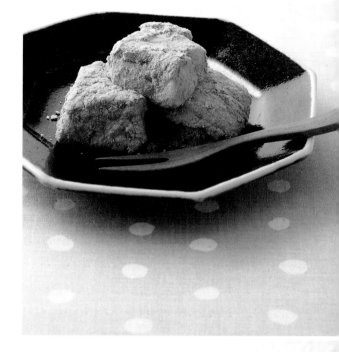

黒蜜寒天

▼この料理の
栄養価（1人分）

調理時間 10分

材料（2人分）

糸寒天	5g
黒蜜	大さじ2
キウイフルーツ	1個（85g）

エネルギー	67kcal
塩分	0.0g
炭水化物	18.2g
食物繊維	3.0g

作り方

1 糸寒天は水で戻し、食べやすい長さに切る。キウイフルーツは1cm厚さのいちょう切りにする。

2 器に**1**を盛り合わせ、黒蜜をかける。

血糖値を抑えるワザ 19

果物は糖質が少ないものを選ぶ
今回はキウイフルーツを使っていますが、なしやいちごのほか、みかんなどの柑橘類にしても。糖質量が比較的少ないグレープフルーツやメロンもおすすめです。

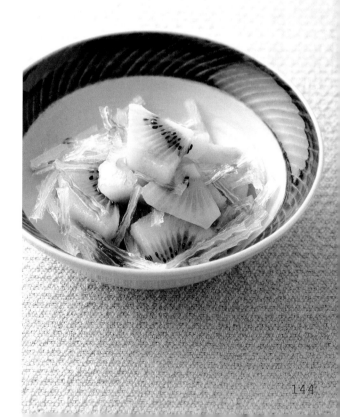

調理時間
25分

麩のラスク

作りおき
冷蔵:密閉瓶に
乾燥剤とともに
入れて**1週間**

材料(4人分／作りやすい分量)

麩	20個(10g)
バター(有塩)	30g
グラニュー糖	大さじ½

▼この料理の
栄養価(1人分)

エネルギー	67kcal
塩分	0.1g
炭水化物	2.9g
食物繊維	0.1g

作り方

❶ 鍋にバターを入れて弱火にかけて溶かし、麩を入れてからめる。

❷ 天板にクッキングシートをしいて、**1**を並べ、160℃のオーブンで15分焼き、グラニュー糖をまぶす。

ロッククッキー

調理時間
50分

作りおき
冷蔵:密閉瓶に
乾燥剤とともに
入れて**1週間**

材料(24個分)(1人分＝2個)

小麦ふすまシリアル	20g
小麦粉	100g
ベーキングパウダー	大さじ¼
バター(有塩)	30g
牛乳	大さじ2
アーモンド	25g
レーズン	25g
砂糖	25g
卵	½個(25g)

▼この料理の
栄養価(1人分)

エネルギー	85kcal
塩分	0.1g
炭水化物	12.0g
食物繊維	1.0g

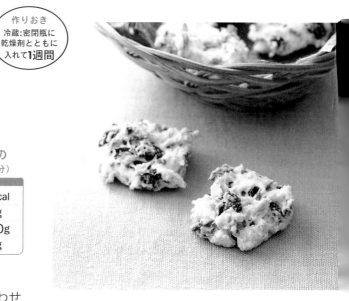

作り方

❶ 小麦粉とベーキングパウダーは、合わせてふるう。バターは室温に戻しておく。

❷ 小麦ふすまシリアルと牛乳を合わせる。アーモンドは刻み、レーズンは半分に切る。

❸ ボウルに**1**のバターを入れてクリーム状に練り混ぜる。砂糖を加えてさらに混ぜ、溶き卵を加える。

❹ **3**に**2**を加えてさらに混ぜて、**1**の小麦粉とベーキングパウダーを合わせたものを加えて、よく混ぜる。

❺ 天板にクッキングシートをしき、スプーンですくってひと口大に並べる。180℃のオーブンで10～15分焼く。

しょうが紅茶ゼリー

調理時間 **10**分 （冷やし固める時間は除く）

材料(2人分)

紅茶	1カップ
しょうが汁	小さじ1
ゼラチン	6g
はちみつ	小さじ2
コンデンスミルク	大さじ2

▼この料理の栄養価(1人分)

エネルギー	101kcal
塩分	0.1g
炭水化物	17.7g
食物繊維	0.0g

作り方

❶ ゼラチンは水大さじ2でふやかし、電子レンジ（600W）で10～20秒加熱して、溶かす。

❷ 紅茶にしょうが汁、はちみつ、**1**を加えて冷蔵室に入れて2～3時間冷やし固める。器に盛り、コンデンスミルクをかける。

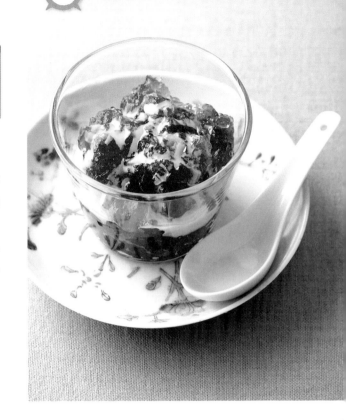

スイートポテトリュフ

調理時間 **20**分

材料(3人分／作りやすい分量)

さつまいも	⅙本 (50g)
砂糖	大さじ1
チョコレート	20g
バター（有塩）	10g
ピュアココアパウダー	適量

▼この料理の栄養価(1人分)

エネルギー	95kcal
塩分	0.1g
炭水化物	12.3g
食物繊維	0.8g

作り方

❶ さつまいもは、ゆでてつぶす。

❷ **1**に砂糖、チョコレート、バターを加えて溶かし混ぜる。9等分にして丸め、ココアをまぶす。

> **おすすめ食材 31**
> **さつまいもで便秘改善**
> さつまいもはいも類のなかでも、食物繊維が最も多く含まれています。食物繊維が便秘を改善し、有害物質をからめとって排出するため、生活習慣病改善に役立ちます。

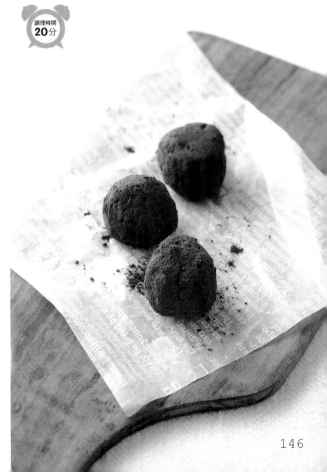

PART **6**

病気を知ることが治療の第一歩

糖尿病を知ろう

糖尿病がどんな病気で、どんな治療が必要なのかを理解することは、
治療を前向きに続けていくモチベーションにつながります。
この章で、正しい知識を身につけましょう。

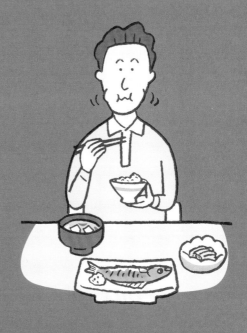

糖尿病ってどんな病気？

血糖値が上がる仕組み

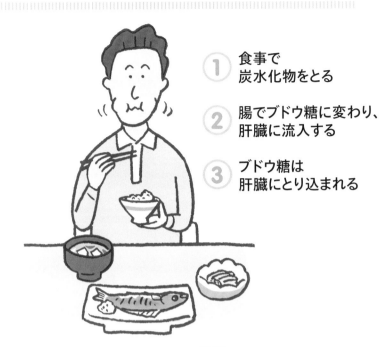

① 食事で炭水化物をとる

② 腸でブドウ糖に変わり、肝臓に流入する

③ ブドウ糖は肝臓にとり込まれる

健康な人

インスリンが分泌される

食事によってブドウ糖が血液中に入り込むと、すい臓からインスリンというホルモンが分泌される。

ブドウ糖が全身でエネルギー源として使われる

血液に入ったブドウ糖は、インスリンの働きによって肝臓、筋肉などの細胞に取り込まれ、エネルギーとして利用される。

血糖値があまり上がらずすぐ元に戻る

生活習慣の乱れなどにより、インスリンのはたらきが低下して血糖値が下がらない状態が続くと、糖尿病に進行します。

糖尿病は血糖値が高い状態が続く病気

炭水化物などに多く含まれるブドウ糖は、活動のために欠かせないエネルギー源です。炭水化物は腸でブドウ糖に分解されると、血液に入り全身に運ばれます。

血糖値が上がるとすい臓のβ細胞からインスリンというホルモンが分泌され、そのはたらきにより、ブドウ糖が全身の細胞でエネルギーとして利用されます。

しかし、食生活の乱れや運動不足などが重なると、インスリンの分泌量やはたらきが悪くなります。すると、食事でとったブドウ糖がエネルギーとして利用されずに血液中にあふれ、高血糖に。この状態が進行したものが、「糖尿病」です。

高血糖が続くと、多量のインスリンが必要になるため、すい臓に負担がかかっ

148

高血糖が続く

高エネルギー・高脂質の食事が続いたり、短時間で食事をするくせがついたりしていると、多量の脂質やブドウ糖が急速に体内に入り込む。するとその脂質やブドウ糖を処理するために、インスリンがたくさん分泌されなければならなくなる。

インスリンがうまく働かない人

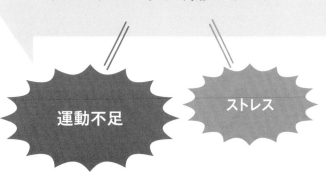

インスリンの分泌量やその働きが下がる

食生活の乱れによって高血糖が続くと、多量の脂質やブドウ糖を処理するためにすい臓に負担がかかり、インスリンの分泌量が減る。また、運動不足によって脂肪が肝臓や筋肉に蓄積すると、インスリンの働きが低下する。

ブドウ糖が使われず血糖値が高い状態が続く

インスリンの分泌やはたらきが低下すると、ブドウ糖が有効に利用されない。利用されなかったブドウ糖は血液中にあふれ、食後だけでなく、夜寝ている間なども血糖値が下がらなくなる。その状態が続くと「糖尿病」となる。

そもそも血糖値って何？

炭水化物は、腸でブドウ糖に分解される。血流に入り込んだブドウ糖は、全身に送られ、体を動かすためのエネルギーになる。この、血液中のブドウ糖レベルを「血糖値」という。血糖値を測定することでブドウ糖の利用能力を知ることができるため、糖尿病の発見や治療効果を調べるために役立てられる。

自覚症状はなく進行すると合併症が現れる

糖尿病は、悪化するまで症状が現れないため、高血糖を指摘されても放置してしまう人が少なくありません。

しかし、自覚症状がないからといって何も対策を講じていないと、病気はどんどん進行し続けます。

高血糖が続いて全身の血管が傷つくと、さまざまな合併症を引き起こします。高血糖は動脈硬化を進行させるため、心筋梗塞や脳卒中など、命に関わる病気を引き起こす危険性も高まります。

また、糖尿病と診断される値ではないものの、血糖値が高めという人も、そのまま放置していれば糖尿病に進行しまいます。「ちょっと高いだけなら大丈夫だろう」という油断は禁物です。

てしまいます。β細胞が強く障害されると、薬物治療を行っても血糖値を元に戻すことはできません。早い段階で、インスリンの働きを高め、血糖値を正常に戻す必要があります。

血糖値がどれくらいだと心配？

糖尿病は血糖値で診断する

血糖値がいずれか1つに当てはまる

☑ **空腹時血糖値**
126mg/dL 以上

10時間以上、水以外を断食して測定する血糖値。食事の影響が全くないときの値がわかる。

> 検診時に、
> 空腹で測るのはなぜ？
>
> コレステロールなど、多くの項目を同時に測ったりするため。

☑ **随時血糖値**
200mg/dL 以上

食前・食後に関係なく測った血糖値。一般的には、食後の場合が多い。

☑ **ブドウ糖負荷後2時間値**
200mg/dL 以上

空腹状態で、ブドウ糖溶液を飲んで2時間後に測定した血糖値。食後の値やインスリンの分泌機能などがわかる。

☑ ヘモグロビンエーワンシー
HbA1c の値　**6.5**%以上

赤血球に含まれるヘモグロビンが、血液中のブドウ糖と結合している程度をHbA1cの数値が表している。2か月前から採血時までの刻々と変動する血糖値の平均値を示す。

6.0%〜6.4%は
糖尿病の疑いがある

HbA1cが6.0〜6.4%の場合は、生活習慣の改善などを行い、6.0%未満になるようにする。

両方とも当てはまる

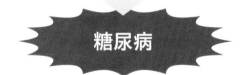

糖尿病

「ちょっと高め」なら大丈夫と思っていませんか？ 血糖値が高めなら、改善に取り組む必要があります。

放置すると進行しつづけ、合併症を招く

高血糖を放置していると、症状がない間にも血管の壁は傷つき、全身の血管の障害が進行していきます。

糖尿病を放置できないのは、血管障害による合併症が起こるからです。目の網膜の毛細血管が障害されることで目のかすみや視力低下が起こる「網膜症」、末梢神経が障害され足の指先に痛みやしびれが起こる「神経障害」、腎臓の糸球体の血管が障害されて腎機能が低下する「腎症」といった合併症は、糖尿病に特有のもので、糖尿病3大合併症と呼ばれています。

一般的に、合併症は神経障害、網膜症、腎症の順に発症していきます。神経障害は、糖尿病と診断される段階より前から

ちょっと高めでも油断は禁物

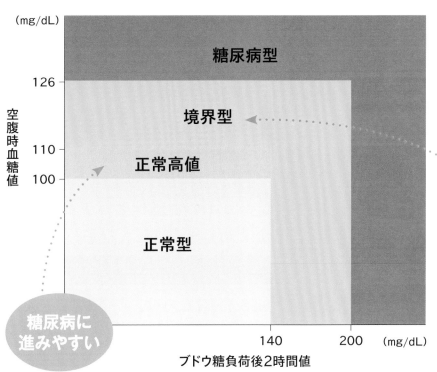

以下の症状があれば
糖尿病を疑う

☑ 口が渇く
☑ 水をたくさん飲む
☑ 尿が多い
☑ 体重が減る　など

放置したままに
しておくと
糖尿病に進む

**糖尿病に
進みやすい**

縦軸：（mg/dL）空腹時血糖値　126　110　100

グラフ内：糖尿病型　境界型　正常高値　正常型

横軸：ブドウ糖負荷後2時間値　140　200　（mg/dL）

**放置しておくと
こんな症状が
現れる**

糖尿病が進行すると

☑ 頻繁にのどが渇く
☑ トイレに行く回数が増える
☑ 手足がしびれる
☑ 疲れやすい

重度の糖尿病になると

☑ のどがとても渇き、
　1日何ℓも水を飲む
☑ 目がかすむ、めがねが合わない
☑ 食べていてもやせる

早めの薬物療法も必要

以前は、食事・運動療法で血糖値が改善しない場合に、血糖値を調整する薬を使うという治療が一般的でした。しかし現在では、糖尿病と診断されるや否や、薬物治療を開始することがすすめられています。薬によって血糖値を速やかに下げることですい臓の負担を軽減し、インスリンの分泌量や働きを回復させることが期待できるからです。

また、薬物治療と併行して生活習慣を改善することが大切です。多くの人は生活習慣に原因があるので、その原因をなくさなければ根本的な解決になりません。薬物療法とあわせて食事療法・運動療法などを行い、血糖値を改善させましょう。

起きることもありますが、軽症のため見過ごされがちです。そのまま放置した結果、手遅れとなり、失明したり、足の切断や透析療法が必要となるケースも少なくありません。早い段階から、適切な治療を行うことが必要です。

食事以外の生活改善も大切

運動や睡眠などの生活習慣を改めることも、血糖値の改善に効果があります。まずは、手軽にできることからはじめてみましょう。

立って○○するだけで脂肪が燃えやすくなる

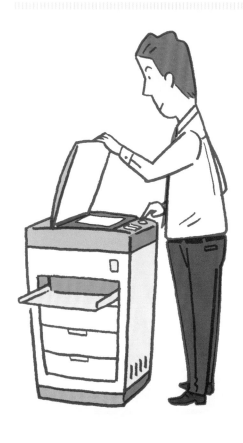

仕事中

☑ コピーやファクスは自分から
　進んで取りに行く
☑ 社内の連絡は
　相手の席まで行って話す
☑ プレゼンはできるだけ立って
☑ 電話中は立つ
☑ 移動は電車で。座らない

家庭で

☑ 家事をまめに行う
☑ テレビは立ったり座ったりを
　繰り返しながら観る
☑ 足踏みをする
☑ よくかんで食べる
☑ 背すじをのばして立つ

立っている時間を今より
毎日2時間増やす **インスリンの働き
3倍アップ！**

1週間運動すれば血糖値がよくなる！

高血糖を引き起こす大きな要因に「脂肪筋」があります。脂肪筋は、筋肉の細胞に脂肪がたまった状態のことで、インスリンの働きを低下させます。脂肪筋を減らすためには、「運動」が効果的です。

運動は長期間続けて行わないと効果がないと思われがちですが、血糖値を下げるための運動は、1週間続けられればOK。しかも運動といっても、立ったり歩いたりする時間を増やすだけで十分なのです。ある研究では、1週間程度の運動でインスリンの働きが倍以上によくなったという結果が出ています。[*]

運動が苦手な人も、三日坊主になってもかまわないという気楽な気持ちで、何度も繰り返し取り組んでいきましょう。

* Tamura, Y et al. J Clin Endocrinol Metab. 2005:90;3191

"ちょっと早歩き" "おりるときだけ階段" でも数値改善

改善ポイント ② 少しだけ **寄り道**する

外出時に、目的地に行く前に寄り道をしたり、帰り道に少し遠回りになる道を選んで帰るようにすると、歩く時間を増やせる。

改善ポイント ③ スーパーやコンビニは **1軒先**に行く

買い物のときは、ふだん利用しているお店よりも1軒先のお店に行くようにして、少しずつでも運動量を増やす。

改善ポイント ④ ちょっと **早め**に歩く

歩くときは、少し早足で歩くと脂肪燃焼効果が高まる。また、正しい姿勢を身につけると全身の筋肉が使われ、筋力がアップする。

改善ポイント ⑤ 時間ができたら **ウオーキングや筋トレを**

時間がとれる人は、ウオーキングや筋肉トレを行うのもおすすめ。はじめる前にストレッチを行うと、運動効果がさらにアップする。

改善ポイント ① 下るときは迷わず **階段**にする

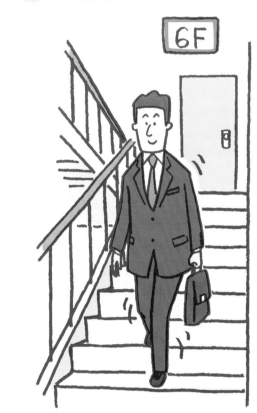

フロアを移動するときは、階段を使うと筋肉量がアップする。上りは難しくても、下りを階段にするだけで十分効果的。

"約7時間の睡眠時間"が糖尿病リスクを下げる

糖尿病のリスクを下げるために改善したい生活習慣のひとつに、「睡眠時間」があります。睡眠時間は、長すぎても短すぎても糖尿病のリスクを高め、約7時間の睡眠時間が最も理想的とされています。

よい睡眠をとるために、注意したいポイントが6つあります。まず、就寝前の食習慣に注意しましょう。❶夕食から就寝までは3時間あけ、❷夕食後はカフェインを控えめにするようにします。そして、寝つきをよくするために、❸ぬるめのお湯につかる、❹自分の体に合う枕や寝間着を使う、❺寝酒を控えることも大切です。寝酒は寝つきをよくすると思われがちですが、実際は眠りを浅くするのでやめましょう。また、❻朝起きたらすぐ日光を浴びると睡眠リズムが整います。

これらのポイントを押さえて、約7時間ぐっすり睡眠をとるようにすれば、糖尿病の予防になります。さっそく今晩から改善に取り組みましょう。

【ごはんもの・麺・パン】

1日の摂取カロリー 1200〜1500kcalの人

236kcal	HLTサンド（ハム、レタス、トマトサンド）	128
281kcal	キャベツとコンビーフのオープンサンド	129
287kcal	パンサラダ	130
302kcal	ほたてのあんかけごはん	113
312kcal	納豆おろしうどん	118
321kcal	きのこ卵とじうどん	119
322kcal	豆腐キムチ丼	114
334kcal	アスパラとたらこのスパゲティ	123
341kcal	さばドッグ	127
346kcal	ボンゴレビアンコ	125
353kcal	切り干し大根入りソース焼きそば	120
368kcal	ねぎたっぷり焼き鳥丼	111
369kcal	きのことほうれん草のリゾット風	115
369kcal	ブロッコリーとツナのペンネ	122
372kcal	鶏南蛮そば	117
385kcal	海鮮丼	112
406kcal	豆乳ちゃんぽん	121
421kcal	焼き肉野菜丼	110
436kcal	カリフラワーのドライカレー	116
456kcal	豆乳カルボナーラ	126
458kcal	カポナータと鶏肉のスパゲティ	124

1日の摂取カロリー 1600〜1800kcalの人

320kcal	HLTサンド（ハム、レタス、トマトサンド）	128
332kcal	キャベツとコンビーフのオープンサンド	129
341kcal	パンサラダ	130
360kcal	納豆おろしうどん	118
369kcal	きのこ卵とじうどん	119
380kcal	ほたてのあんかけごはん	113
386kcal	アスパラとたらこのスパゲティ	123
392kcal	さばドッグ	127
399kcal	ボンゴレビアンコ	125
432kcal	豆腐キムチ丼	114
434kcal	切り干し大根入りソース焼きそば	120
446kcal	ねぎたっぷり焼き鳥丼	111
449kcal	きのことほうれん草のリゾット風	115
456kcal	ブロッコリーとツナのペンネ	122
481kcal	豆乳ちゃんぽん	121
486kcal	鶏南蛮そば	117
488kcal	海鮮丼	112
499kcal	焼き肉野菜丼	110
508kcal	豆乳カルボナーラ	126
510kcal	カポナータと鶏肉のスパゲティ	124
514kcal	カリフラワーのドライカレー	116

【汁もの】

4kcal	チンゲン菜とザーサイの中華スープ	136
8kcal	白菜としめじのすまし汁	134
8kcal	三つ葉とえのきのすまし汁	135
10kcal	ほうれん草としいたけのすまし汁	135
11kcal	たけのことキムチの韓国風スープ	137
11kcal	きゅうりとわかめの韓国風スープ	137
11kcal	レタスとトマトのコンソメスープ	138
13kcal	きくらげととうがんの中華スープ	136
15kcal	なめことオクラのみそ汁	133
16kcal	キャベツと玉ねぎのみそ汁	132
17kcal	にんじんのカレー風味スープ	138
25kcal	トマトとみょうがのみそ汁	132
28kcal	かぼちゃとわかめのみそ汁	134
34kcal	かぶとかぶの葉、油揚げのみそ汁	133
34kcal	長ねぎのオニオングラタン風スープ	139
42kcal	トマトジュースのガスパチョ風	139

【デザート】

53kcal	りんごのレンジコンポート	143
67kcal	黒蜜寒天	144
67kcal	麩のラスク	145
72kcal	キウイヨーグルトジェラート	142
74kcal	マンゴープリン風ゼリー	142
81kcal	具だくさんゼリー	143
85kcal	ロッククッキー	145
95kcal	スイートポテトリュフ	146
101kcal	しょうが紅茶ゼリー	146
105kcal	豆乳きな粉もち	144

202kcal	たいとわかめの蒸し煮	59
207kcal	いわしの塩焼き なめこおろしぞえ	60
218kcal	ぶりのゆずこしょう焼き	50
225kcal	かじきのナポリタン炒め	58
228kcal	さんまのカレー風味照り焼き	61
231kcal	さばの焼き南蛮	51
243kcal	あじフライ	48

【主菜・卵、大豆製品】

1日の摂取カロリー 1200 ～ 1500kcalの人

103kcal	おでん	63
115kcal	湯豆腐	76
116kcal	目玉焼きの甘辛焼き	64
122kcal	巣ごもり卵	66
123kcal	スパニッシュオムレツ	62
132kcal	いり豆腐	69
135kcal	大豆とれんこんのつくね	71
144kcal	野菜入り卵焼き	67
158kcal	厚揚げのステーキ	74
159kcal	大豆のトマト煮	72
164kcal	油揚げの納豆詰め	73
178kcal	厚揚げの和風カレー煮	75
195kcal	豆腐のかば焼き	68
202kcal	豆腐のムニエル	70
214kcal	卵ともやし、トマトの炒め物	65

1日の摂取カロリー 1600 ～ 1800kcalの人

137kcal	湯豆腐	76
163kcal	スパニッシュオムレツ	62
178kcal	おでん	63
188kcal	いり豆腐	69
201kcal	大豆とれんこんのつくね	71
202kcal	野菜入り卵焼き	67
202kcal	油揚げの納豆詰め	73
202kcal	厚揚げのステーキ	74
206kcal	巣ごもり卵	66
213kcal	目玉焼きの甘辛焼き	64
214kcal	厚揚げの和風カレー煮	75
218kcal	大豆のトマト煮	72
229kcal	豆腐のかば焼き	68
257kcal	豆腐のムニエル	70
260kcal	卵ともやし、トマトの炒め物	65

【副菜】

8kcal	オクラとみょうがのピクルス	89
8kcal	刻み昆布の酢じょうゆ煮	99
9kcal	チンゲン菜とあさりの中華蒸し	92
9kcal	こんにゃくの梅煮	105
13kcal	モロヘイヤのめかぶあえ	90
15kcal	オクラのなめたけあえ	89
16kcal	ブロッコリーともやしのスープ煮	86
16kcal	わかめのナムル	98
17kcal	モロヘイヤとえのきの煮浸し	91
18kcal	切り干し大根ときゅうりのキムチあえ	95
18kcal	自家製なめたけ	101
19kcal	きのこのガーリック蒸し	100
20kcal	オクラのザーサイあえ	88
22kcal	切り干し大根とひじきのすし酢あえ	94
22kcal	切り干し大根とパプリカのソース炒め	95
22kcal	ひじきとおかひじきのからしあえ	98
22kcal	えのきの梅肉あえ	100
22kcal	こんにゃくのペペロンチーノ	104
23kcal	モロヘイヤとコーンのカレー煮	90
24kcal	切り干し大根のコールスロー	94
28kcal	オクラのねぎ塩炒め	88
28kcal	さといもの塩昆布あえ	106
30kcal	ブロッコリーのおかかあえ	86
30kcal	焼きエリンギのおろしあえ	101
32kcal	小松菜のオイスターソース炒め	92
34kcal	春菊と大根のサラダ	93
35kcal	ほうれん草の塩昆布あえ	93
37kcal	れんこんなます	102
37kcal	長いものりわさびあえ	107
37kcal	長いもの煮浸し	107
40kcal	ひよこ豆とパプリカ、セロリのサラダ	97
42kcal	ブロッコリーとサラダ菜のサラダ	87
42kcal	しらたきのチャプチェ	104
43kcal	いんげん豆としいたけのピクルス	97
43kcal	さといもの和風ポテサラ	106
44kcal	ひじきとトマトのサラダ	99
44kcal	れんこんのからしあえ	103
45kcal	ブロッコリーの塩昆布あえ	87
46kcal	ミックスビーンズのカレーマリネ	96
47kcal	ごぼうとセロリの塩きんぴら	84
47kcal	しらたきの春雨サラダ風	105
49kcal	モロヘイヤの白あえ	91
49kcal	いんげん豆のベーコン炒め	96
49kcal	れんこんとパプリカのマヨごまサラダ	103
50kcal	ごぼうとひじきのサラダ	85
52kcal	ごぼうのごま酢あえ	84
53kcal	れんこんの洋風きんぴら	102
54kcal	ごぼうのピリ辛炒め	85

エネルギー量順索引

主菜、副菜などのカテゴリごとに、エネルギーの少ない順に並べています。
エネルギー量から献立を組み立てるときに便利です。

【主菜・定番】

1日の摂取カロリー 1200～1500kcalの人

163kcal	さけのムニエル	24
177kcal	さばのみそ煮	29
182kcal	チャンプルー	31
196kcal	牛すき煮	22
197kcal	ぶりの照り焼き	25
203kcal	麻婆豆腐	30
207kcal	ハンバーグ	23
210kcal	豚カツ	26
211kcal	豚肉のしょうが焼き	27
212kcal	かに玉	28

1日の摂取カロリー 1600～1800kcalの人

188kcal	さけのムニエル	24
219kcal	さばのみそ煮	29
224kcal	麻婆豆腐	30
235kcal	牛すき煮	22
236kcal	チャンプルー	31
240kcal	ハンバーグ	23
242kcal	ぶりの照り焼き	25
250kcal	かに玉	28
257kcal	豚カツ	26
261kcal	豚肉のしょうが焼き	27

【主菜・肉】

1日の摂取カロリー 1200～1500kcalの人

108kcal	鶏肉ともやしの蒸し煮	47
155kcal	豚肉と水菜のからしあえ	40
155kcal	鶏肉の湯引き	44
158kcal	しいたけの鶏ひき肉詰め	45
167kcal	なすの牛肉巻き	34
170kcal	鶏ささみのチンジャオロースー	42
176kcal	豚肉のマリネ焼き	39
177kcal	チキンソテー	46
178kcal	牛肉とごぼうのしぐれ煮	35
180kcal	鶏肉のピカタ	43
186kcal	牛肉のトマト煮	33
186kcal	ミートローフ	36
189kcal	プルコギ	32
190kcal	皮なしシュウマイ	41
203kcal	オクラの豚肉巻き	38
212kcal	回鍋肉	37

1日の摂取カロリー 1600～1800kcalの人

130kcal	鶏肉ともやしの蒸し煮	47
181kcal	豚肉と水菜のからしあえ	40
192kcal	鶏ささみのチンジャオロースー	42
196kcal	なすの牛肉巻き	34
197kcal	鶏肉の湯引き	44
199kcal	豚肉のマリネ焼き	39
217kcal	しいたけの鶏ひき肉詰め	45
222kcal	牛肉とごぼうのしぐれ煮	35
222kcal	鶏肉のピカタ	43
223kcal	チキンソテー	46
226kcal	ミートローフ	36
228kcal	プルコギ	32
231kcal	皮なしシュウマイ	41
233kcal	牛肉のトマト煮	33
258kcal	回鍋肉	37
271kcal	オクラの豚肉巻き	38

【主菜・魚介】

1日の摂取カロリー 1200～1500kcalの人

94kcal	いかとかぶの煮物	55
95kcal	たらとあさりの中華蒸し	56
106kcal	あじの薬味マリネ	49
113kcal	さけときのこのホイル焼き	53
116kcal	さけとキムチの煮物	52
121kcal	えびとエリンギのチリソース	54
145kcal	いわしの塩焼き なめこおろしぞえ	60
149kcal	さわらのヨーグルトみそ漬け焼き	57
158kcal	たいとわかめの蒸し煮	59
173kcal	ぶりのゆずこしょう焼き	50
180kcal	さばの焼き南蛮	51
190kcal	かじきのナポリタン炒め	58
197kcal	さんまのカレー風味照り焼き	61
204kcal	あじフライ	48

1日の摂取カロリー 1600～1800kcalの人

138kcal	いかとかぶの煮物	55
143kcal	さけとキムチの煮物	52
143kcal	さけときのこのホイル焼き	53
148kcal	たらとあさりの中華蒸し	56
157kcal	あじの薬味マリネ	49
188kcal	さわらのヨーグルトみそ漬け焼き	57
190kcal	えびとエリンギのチリソース	54

食材別索引の続き（P159 からご覧ください）

ズッキーニ
カポナータと鶏肉のスパゲティ ……… 124

大根
おでん ……… 63

たけのこ
鶏ささみのチンジャオロースー ……… 42
たけのことキムチの
　韓国風スープ ……… 137

玉ねぎ
かじきのナポリタン炒め ……… 58
焼き肉野菜丼 ……… 110
キャベツと玉ねぎのみそ汁 ……… 132

チンゲン菜
チンゲン菜とあさりの中華蒸し ……… 92
豆乳ちゃんぽん ……… 121
チンゲン菜とザーサイの
　中華スープ ……… 136

とうがん
きくらげととうがんの中華スープ ……… 136

トマト・トマトジュース・トマト水煮缶
牛肉のトマト煮 ……… 33
卵ともやし、トマトの炒め物 ……… 65
大豆のトマト煮 ……… 72
HLTサンド
　（ハム、レタス、トマトサンド）……… 128
トマトとみょうがのみそ汁 ……… 132
レタスとトマトのコンソメスープ ……… 138
トマトジュースのガスパチョ風 ……… 139

長いも
長いものりわさびあえ ……… 107
長いも煮浸し ……… 107

長ねぎ
ねぎたっぷり焼き鳥丼 ……… 111
長ねぎのオニオングラタン風
　スープ ……… 139

なす
なすの牛肉巻き ……… 34

なめこ
自家製なめたけ ……… 101
なめことオクラのみそ汁 ……… 133

にんじん
にんじんのカレー風味スープ ……… 138

白菜
白菜としめじのすまし汁 ……… 134

ひじき
切り干し大根とひじきのごま酢あえ ……… 94
ひじきとおかひじきのからしあえ ……… 98
ひじきとトマトのサラダ ……… 99

ひよこ豆（ゆで）
ひよこ豆とパプリカ、
　セロリのサラダ ……… 97

ブロッコリー
ブロッコリーのおかかあえ ……… 86
ブロッコリーともやしのスープ煮 ……… 86
ブロッコリーの塩昆布あえ ……… 87
ブロッコリーとサラダ菜のサラダ ……… 87
ブロッコリーとツナのペンネ ……… 122
パンサラダ ……… 130

ブロッコリースプラウト
さばドッグ ……… 127

ほうれん草
ほうれん草の塩昆布あえ ……… 93
きのことほうれん草のリゾット風 ……… 115
ほうれん草としいたけのすまし汁 ……… 135

まいたけ
スパニッシュオムレツ ……… 62
きのこのガーリック蒸し ……… 100
きのこ卵とじうどん ……… 119

マッシュルーム
きのことほうれん草のリゾット風 ……… 115

マンゴージュース
マンゴープリン風ゼリー ……… 142

水菜
豚肉と水菜のからしあえ ……… 40

ミックスビーンズ
ミートローフ ……… 36
ミックスビーンズのカレーマリネ ……… 96

三つ葉
三つ葉とえのきのすまし汁 ……… 135

みょうが
あじの薬味マリネ ……… 49
トマトとみょうがのみそ汁 ……… 132

もやし・豆もやし
チャンプルー ……… 31

プルコギ ……… 32
鶏肉ともやしの蒸し煮 ……… 47
卵ともやし、トマトの炒め物 ……… 65
切り干し大根入りソース焼きそば ……… 120

モロヘイヤ
モロヘイヤのめかぶあえ ……… 90
モロヘイヤとコーンのカレー煮 ……… 90
モロヘイヤの白あえ ……… 91
モロヘイヤとえのきの煮浸し ……… 91

ヨーグルト
キウイヨーグルトジェラート ……… 142

りんご
りんごのレンジコンポート ……… 143

レタス
HLTサンド
　（ハム、レタス、トマトサンド）……… 128
レタスとトマトのコンソメスープ ……… 138

れんこん
大豆とれんこんのつくね ……… 71
れんこんなます ……… 102
れんこんの洋風きんぴら ……… 102
れんこんのからしあえ ……… 103
れんこんとパプリカの
　マヨごまサラダ ……… 103

わかめ
たいとわかめの蒸し煮 ……… 59
わかめのナムル ……… 98
かぼちゃとわかめのみそ汁 ……… 134
きゅうりとわかめの韓国風スープ ……… 137

【その他】

オールブラン
ロッククッキー ……… 145

紅茶
しょうが紅茶ゼリー ……… 146

麩
ハンバーグ ……… 23
麩のラスク ……… 145

大豆

大豆とれんこんのつくね……… 71
大豆のトマト煮……… 72

卵

かに玉……… 28
スパニッシュオムレツ……… 62
おでん……… 63
目玉焼きの甘辛焼き……… 64
卵ともやし、トマトの炒め物……… 65
巣ごもり卵……… 66
野菜入り卵焼き……… 67
海鮮丼……… 112
きのこ卵とじうどん……… 119
豆乳カルボナーラ……… 126
パンサラダ……… 130

納豆

油揚げの納豆詰め……… 73
納豆おろしうどん……… 118

木綿豆腐

麻婆豆腐……… 30
チャンプルー……… 31
豆腐のかば焼き……… 68
いり豆腐……… 69
豆腐のムニエル……… 70

焼き豆腐

牛すき煮……… 22

【野菜・果物・きのこ・海藻】

いんげん豆（赤・白）

いんげん豆のベーコン炒め……… 96
いんげん豆としいたけのピクルス … 97

えのきたけ

さけときのこのホイル焼き……… 53
えのきの梅肉あえ……… 100
自家製なめたけ……… 101
三つ葉とえのきのすまし汁……… 135

エリンギ

えびとエリンギのチリソース……… 54
焼きエリンギのおろしあえ……… 101

おかひじき

ひじきとおかひじきのからしあえ……… 98

オクラ

オクラの豚肉巻き……… 38
オクラのねぎ塩炒め……… 88
オクラのザーサイあえ……… 88
オクラのなめたけあえ……… 89
オクラとみょうがのピクルス……… 89
なめことオクラのみそ汁……… 133

かぶ

いかとかぶの煮物……… 55
かぶとかぶの葉、油揚げのみそ汁……… 133

かぼちゃ

かぼちゃとわかめのみそ汁……… 134

カリフラワー

カリフラワーのドライカレー……… 116

キウイフルーツ

キウイヨーグルトジェラート……… 142
黒密寒天……… 144

きくらげ

きくらげととうがんの中華スープ…136

刻み昆布

刻み昆布の酢じょうゆ煮……… 99

キムチ

さけとキムチの煮物……… 52
豆腐キムチ丼……… 114
たけのことキムチの
　韓国風スープ……… 137

キャベツ

キャベツとコンビーフの
　オープンサンド……… 129
キャベツと玉ねぎのみそ汁……… 132

きゅうり

きゅうりとわかめの韓国風スープ…137
トマトジュースのガスパチョ風……… 139

切り干し大根

切り干し大根のコールスロー……… 94
切り干し大根とひじきのすし酢あえ … 94
切り干し大根ときゅうりの
　キムチあえ……… 95
切り干し大根とパプリカの
　ソース炒め……… 95
切り干し大根入りソース焼きそば……… 120

グリーンアスパラガス

アスパラとたらこのスパゲティ……… 123

グレープフルーツ

具だくさんゼリー……… 143

ごぼう

牛肉とごぼうのしぐれ煮……… 35
ごぼうのごま酢あえ……… 84
ごぼうとセロリの塩きんぴら……… 84
ごぼうとひじきのサラダ……… 85
ごぼうのピリ辛炒め……… 85

小松菜

小松菜のオイスターソース炒め … 92

ゴーヤ

チャンプルー……… 31

こんにゃく

おでん……… 63
こんにゃくのペペロンチーノ……… 104
こんにゃくの梅煮……… 105

ザーサイ

チンゲン菜とザーサイの中華スープ … 136

さつまいも

スイートポテトリュフ……… 146

さといも

さといもの塩昆布あえ……… 106
さといもの和風ポテサラ……… 106

しいたけ

しいたけの鶏ひき肉詰め……… 45
きのこのガーリック蒸し……… 100
きのこ卵とじうどん……… 119
ほうれん草としいたけのすまし汁 … 135

しめじ

さけときのこのホイル焼き……… 53
きのこのガーリック蒸し……… 100
自家製なめたけ……… 101
きのことほうれん草のリゾット風……… 115
きのこ卵とじうどん……… 119
白菜としめじのすまし汁……… 134

春菊

春菊と大根のサラダ……… 93

しらたき

しらたきのチャプチェ……… 104
しらたきの春雨サラダ風……… 105

食材別索引

レシピのなかでメインに使われている材料の索引です。家にある食材からメニューを選ぶときなどに活用してください。肉、野菜などのカテゴリごとに、五十音順に並べています。

【肉・肉加工品】

〔ひき肉〕

合いびき肉

ハンバーグ …………………… 23
ミートローフ ………………… 36
カリフラワーのドライカレー … 116

鶏ひき肉

しいたけの鶏ひき肉詰め ……… 45
いり豆腐 ……………………… 69

豚ひき肉

麻婆豆腐 ……………………… 30
皮なしシュウマイ …………… 41
豆腐のかば焼き ……………… 68

〔豚肉〕

豚肩ロース薄切り肉

回鍋肉 ………………………… 37

豚ヒレ肉

豚カツ ………………………… 26
豚肉のマリネ焼き …………… 39

豚もも肉

豚肉と水菜のからしあえ ……… 40

豚ロース肉

豚肉のしょうが焼き …………… 27
オクラの豚肉巻き …………… 38

〔牛肉〕

牛こま切れ肉

牛肉のトマト煮 ……………… 33
牛肉とごぼうのしぐれ煮 ……… 35

牛もも薄切り肉

牛すき煮 ……………………… 22

牛もも肉

プルコギ ……………………… 32
なすの牛肉巻き ……………… 34
焼き肉野菜丼 ………………… 110

〔鶏肉〕

鶏ささみ

鶏ささみのチンジャオロースー … 42
鶏南蛮そば …………………… 117

鶏むね肉

鶏肉のピカタ ………………… 43
鶏肉の湯引き ………………… 44

鶏もも肉

チキンソテー ………………… 46
鶏肉ともやしの蒸し煮 ………… 47
カポナータと鶏肉のスパゲティ … 124

〔加工品〕

コンビーフ

キャベツとコンビーフの
　オープンサンド …………… 129

ベーコン

豆乳カルボナーラ …………… 126

ボンレスハム

HLTサンド
（ハム、レタス、トマトサンド）… 128

焼き鳥缶

ねぎたっぷり焼き鳥丼 ……… 111

【魚介・魚介加工品】

あさり

たらとあさりの中華蒸し ……… 56
ボンゴレビアンコ …………… 125

あじ

あじフライ …………………… 48
あじの薬味マリネ …………… 49

いか

いかとかぶの煮物 …………… 55

いわし

いわしの塩焼き なめこおろし添え … 60

えび

えびとエリンギのチリソース …… 54

かじき

かじきのナポリタン炒め ……… 58

かに缶

かに玉 ………………………… 28

さけ

さけのムニエル ……………… 24
さけとキムチの煮物 ………… 52

さけときのこのホイル焼き …… 53

刺身（赤身・白身）

海鮮丼 ………………………… 112

さば・さば水煮缶

さばのみそ煮 ………………… 29
さばの焼き南蛮 ……………… 51
さばドッグ …………………… 127

さわら

さわらのヨーグルトみそ漬け焼き … 57

さんま

さんまのカレー風味照り焼き … 61

シーフードミックス

豆乳ちゃんぽん ……………… 121

たい

たいとわかめの蒸し煮 ………… 59

たら

たらとあさりの中華蒸し ……… 56

たらこ

アスパラとたらこのスパゲティ … 123

ツナ缶

ブロッコリーとツナのペンネ …… 122

ぶり

ぶりの照り焼き ……………… 25
ぶりのゆずこしょう焼き ……… 50

ほたて水煮缶

ほたてのあんかけごはん ……… 113

【卵・大豆製品】

厚揚げ

厚揚げのステーキ …………… 74
厚揚げの和風カレー煮 ……… 75

油揚げ

油揚げの納豆詰め …………… 73
かぶとかぶの葉、油揚げのみそ汁 … 133

きな粉

豆乳きな粉もち ……………… 144

絹ごし豆腐

湯豆腐 ………………………… 76
豆腐キムチ丼 ………………… 114

STAFF

料理アシスタント	徳丸美沙、石垣晶子
栄養価計算	滝口敦子
撮影	安井真喜子
スタイリング	片野坂圭子
装丁・本文デザイン	伊藤 悠・工藤亜矢子（OKAPPA DESIGN）
イラスト	中村知史
校正	渡邉郁夫
編集協力	オフィス201
撮影協力	UTUWA

監修 河盛隆造（かわもり りゅうぞう）

順天堂大学名誉教授、順天堂大学大学院医学研究科・文部科学省事業　スポートロジーセンター　センター長、カナダ・トロント大学医学部生理学教授。
1968年、大阪大学医学部卒業。専門は、糖尿病・代謝分泌学、動脈硬化学。カナダ・トロント大学医学部研究員、大阪大学医学部第一内科講師、順天堂大学医学部内科学・代謝内分泌学教授などを経て、現職。『最新版　今すぐできる！　血糖値を下げる40のルール』『最新版　順天堂医院が教える　毎日おいしい糖尿病レシピ415』（以上、学研プラス）など著書、監修書多数。

料理 牧野直子（まきの なおこ）

管理栄養士・料理研究家。
女子栄養大学卒業。在学中より栄養指導や健康料理の提案に携わる。書籍、雑誌、新聞、テレビ、ラジオ、講演会やセミナーなど幅広い分野で活躍。『糖質早わかり』『減塩のコツ早わかり』（以上、女子栄養大学出版部）、『世界一やさしい！栄養素図鑑』（新星出版社）、『改訂新版　腎臓病の基本の食事』（学研プラス）など著書、監修書多数。

最新改訂版　計算いらず
糖尿病のおいしいレシピ
2021年11月2日　第1刷発行

発行人	中村公則
編集人	滝口勝弘
発行所	株式会社　学研プラス
	〒141-8415　東京都品川区西五反田2-11-8
印刷所	大日本印刷株式会社

●この本に関する各種お問い合わせ先
本の内容については、下記サイトの問い合わせフォームよりお願いします。
　https://gakken-plus.co.jp/contact/
在庫については　Tel 03-6431-1250（販売部）
不良品（落丁、乱丁）については　Tel 0570-000577
　学研業務センター　〒354-0045 埼玉県入間郡三芳町上富279-1
上記以外のお問い合わせは　Tel 0570-056-710（学研グループ総合案内）